essentials

Essentials liefern aktuelles Wissen in konzentrierter Form. Die Essenz dessen, worauf es als „State-of-the-Art" in der gegenwärtigen Fachdiskussion oder in der Praxis ankommt. *Essentials* informieren schnell, unkompliziert und verständlich

- als Einführung in ein aktuelles Thema aus Ihrem Fachgebiet
- als Einstieg in ein für Sie noch unbekanntes Themenfeld
- als Einblick, um zum Thema mitreden zu können

Die Bücher in elektronischer und gedruckter Form bringen das Fachwissen von Springerautor*innen kompakt zur Darstellung. Sie sind besonders für die Nutzung als eBook auf Tablet-PCs, eBook-Readern und Smartphones geeignet. *Essentials* sind Wissensbausteine aus den Wirtschafts-, Sozial- und Geisteswissenschaften, aus Technik und Naturwissenschaften sowie aus Medizin, Psychologie und Gesundheitsberufen. Von renommierten Autor*innen aller Springer-Verlagsmarken.

Reiner Bartl

Das Knochenmarködem-Syndrom

Fortschritte in Diagnose und Therapie

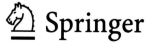 Springer

Reiner Bartl
Osteoporosezentrum München am Dom
München, Deutschland

ISSN 2197-6708   ISSN 2197-6716   (electronic)
essentials
ISBN 978-3-662-69013-0   ISBN 978-3-662-69014-7   (eBook)
https://doi.org/10.1007/978-3-662-69014-7

Die Deutsche Nationalbibliothek verzeichnet diese Publikation in der Deutschen Nationalbibliografie; detaillierte bibliografische Daten sind im Internet über https://portal.dnb.de abrufbar.

Planung/Lektorat: Antje Lenzen
Springer ist ein Imprint der eingetragenen Gesellschaft Springer-Verlag GmbH, DE und ist ein Teil von Springer Nature.
Die Anschrift der Gesellschaft ist: Heidelberger Platz 3, 14197 Berlin, Germany

Das Papier dieses Produkts ist recycelbar.

Was Sie in diesem *essential* finden können

- Das Knochen-Knochenmark-System und die subchondrale Zone
- Definition, Formen und Pathogenese des KMÖS
- Diagnose und Ätiologie des KMÖS
- Medikamentöse Therapie des KMÖS
- Klassifikation der subchondralen Knochenmarkläsionen
- Streßfrakturen und Osteochondrosis dissecans
- Complex regional pain syndrome (CRPS, Morbus Sudeck)
- Osteochondritis, Osteomyelitis und Osteonekrose

Vorwort

Mit Etablierung der **Magnetresonanztomographie** (MRT) als bildgebende Methode für die klinische Routine in den 80er und 90er Jahre konnte erstmals das KMÖ ohne invasiven Eingriff eindeutig diagnostiziert werden. Damit wurden immer häufiger pathologische Veränderungen beschrieben, die im konventionellen Röntgen nicht erkennbar waren. Der lokale Nachweis von KMÖ im Rahmen von orthopädischen und unfallchirurgischen Erkrankungen führte zum Begriff des „**Knochenmarködem-Syndroms**" (KMÖS), häufig im Rahmen von subchondralen Insuffizienzfrakturen (SIF). Diese lokale Form eines KMÖS ist klinisch mit massiven Schmerzen und Bewegungseinschränkung verbunden („Wo Ödem, da Schmerz!"). Prognose und Verlauf des KMÖS wird von der zugrunde liegenden Erkrankung bestimmt (z. B. spontane Ausheilung oder Übergang in eine Osteonekrose oder ein CRPS).

Während früher eine Anbohrung des ödematösen Bezirkes als „Mittel der Wahl" galt, stehen uns heute **effektive Medikamente, biophysikalische Verfahren und Kombinationstherapien** zur Verfügung, die zu einer Ausheilung des Ödems und auch der zugrunde liegenden Erkrankung führen. In der Literatur finden sich vor allem Therapiestudien mit Prostazyklinen, intravenösen Bisphosphonaten der 3. Generation und der Stoßwellentherapie. Neue klinische und pathogenetische Erkenntnisse bei der Entstehung des KMÖS untermauern die Therapie-Empfehlung, bei Verdacht auf ein schmerzhaftes KMÖS konsequent eine initiale MRT durchzuführen und unmittelbar nach Befundbestätigung ein erprobtes Medikament einzusetzen – unter Berücksichtigung der zugrunde liegenden Erkrankung.

Bone marrow oedema – a syndrome whose time has come!

München   Reiner Bartl

Inhaltsverzeichnis

Das Knochen-Knochenmark-System

1

Mit der Integration des weichen blutbildenden Markes in die Zwischenräume der feinmaschigen Spongiosa des Knochens wurde eine nach Form und Funktion untrennbare Organgemeinschaft geschaffen: das **Knochen-Knochenmark-System** [5, 9, 13]. Bei Störungen dieses engen Zusammenspiels von Knochen und Knochenmark von außen (Traumen, Bakterien, Viren, Medikamente) oder von innen (Autoimmunprozesse, Erkrankungen der Hämatopoiese, Gelenkerkrankungen, Neoplasien) kommt es zuerst zu einer Störung und Reaktion des hochspezialisierten Gefäßsystems des Knochenmarkes mit nachfolgender ödematöser Entzündungsreaktion und negativen Folgen für das Knochen- und Knochenmarkgewebe. Bei der Entstehung eines **Knochenmarködems** (KMÖ) sind folgende Strukturen des Knochen-Knochenmark-Systems maßgeblich beteiligt:

- Hochspezialisiertes **Gefäßsystem** und seine nervale Versorgung,
- **Stroma und interstitieller Raum** („microenvironment"),
- **Osteoklasten** im Zusammenspiel mit anderen Knochenzellen und dem Immunsystem,
- **Subchondrale Knochenplatte,** die Grenzzone von Knochen und Knorpel,
- **Gelenkknorpel.**

Systemische Infektionen sowie metabolische, endokrinologische und toxische Erkrankungen manifestieren sich mit einem **generalisierten KMÖ.** Dieses kann entweder akut mit einer Schädigung des Sinussystems oder chronisch mit einer zusätzlichen Beteiligung des arteriellen Gefäßsystems und des Immunsystems (fibrovaskuläre Reaktion) auftreten. Bei Verletzungen des Knochen- und

Knorpelgewebes (Frakturen, Mikrofrakturen, „bone bruise" und Gelenkknorpel-verletzungen) ist vor allem die vulnerable subchondrale Knochenplatte an der Entstehung eines **lokalen schmerzhaften KMÖ** beteiligt. Dieser Übergang vom Knochen- in das Knorpelgewebe („subchondrale Zone") spielt in der Entstehung orthopädischer Erkrankungen (z. B. Osteoarthritis) eine zentrale Rolle. Die akute, ödematöse Entzündungsreaktion des Knochenmarkes (KMÖS) kann unterschied-lich schnell nach Wegfall der Noxe oder unter Medikamenten wieder ausheilen oder chronifizieren mit erheblicher Schmerzsymptomatik, Behinderungen und Beeinträchtigungen von Knochen, Gelenken und Blutbildung.

Blutgefäße und Nerven

Vor allem das rote Knochenmark ist reich mit spezialisierten **Blutgefäßen** ver-sorgt [5]. Die Markarterien gelangen als vasa nutricia – begleitet von zahlreichen Nervenfasern – über Kanäle in der Diaphyse in den Binnenraum des Knochens und verzweigen sich in den Markräumen (Abb. 1.1). Sie gehen in Arteriolen und Kapillaren und diese selbst in dünnwandige Sinusgefäße über. Unterschie-den werden **zentrale Marksinus** im Zentrum der Markräume, die für den Eintritt reifer Blutzellen in den Blutkreislauf verantwortlich sind, und **endostale Sinus,** die mit den „lining cells" der Knochenoberfläche in Kontakt stehen und die Energieversorgung und den Stoffwechsel des Knochens gewährleisten (Abb. 1.2). Sympathische Nervenfasern steuern auch den Zu- und Abfluß des Blutes in die Sinus und damit die Weite der Sinusgefäße. Bei Infektionskrankheiten werden in der akuten Entzündungsphase vor allem die dünnwandigen zentralen Sinusgefäße beschädigt, mit Auftreten eines generalisierten KMÖ. Bei lokalen Schäden des Knochen- und Knorpelgewebes geht der Entzündungsprozess dagegen vor allem von der subchondralen Knochenplatte aus, mit Aktivierung der Osteoklasten und dem Immunsystem (Kaskaden der Frakturheilung) und dem Bild eines lokalen, gelenknahen Knochenmarködems.

Osteoklasten bauen alten Knochen in nur wenigen Tagen ab und haben eine Schlüsselrolle bei der Entstehung der Osteoporose und des KMÖ. Diese mehrker-nigen Riesenzellen gehören der monozytären Zellreihe an und werden über das RANK/RANKL-System differenziert [9]. Charakteristisch für den Osteoklasten ist die stark gefaltete Zellmembran („ruffled border") auf der Knochenoberfläche in den Howship´schen Lakunen.

Subchondrale Knochenplatte

Die „subchondrale Zone" oder „subchondrale Knochenplatte" bezeichnet die Übergangszone zwischen dem Knochenmark mit dem spongiösen, lamellierten Knochen und dem Gelenkknorpel mit seiner kalzifizierten Zone [5, 35] (Abb. 1.3

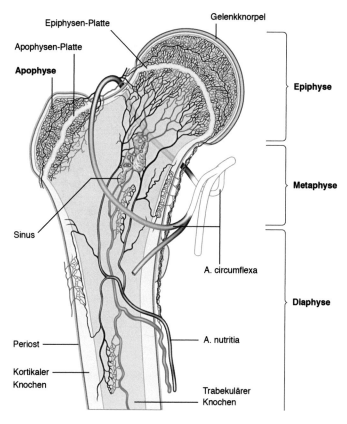

Abb. 1.1   Blutversorgung langer Röhrenknochen (proximaler Femur): arterielle, venöse und sinusoidale Gefäße

und 1.4). Im englischen Sprachraum werden auch die Begriffe „osteochondral unit" und „chondro-osseous junction" verwendet. Die **„Tidemark-Linie"** kennzeichnet den Übergang von nicht-verkalktem hyalinen Knorpel zum Kalkknorpel („hyalin-calcified cartilage interface"). Folgende Schichten werden unterschieden:

- Hyaliner Knorpel
- Tidemark-Linie (Grenzzone)
- Kalzifizierte Knorpelzone
- Subchondraler kortikaler Knochen

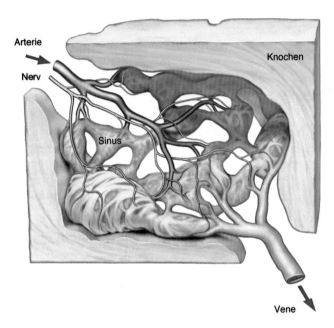

Abb. 1.2 Das Gefäßsystem und seine nervale Versorgung in einem Markraum, begrenzt von Knochenbälkchen

- Subchondraler spongiöser Knochen mit Arterien, Venen, Nerven und Hämatopoiese.

Gelenkknorpel
Der **Gelenkknorpel** mit arkadenförmig verlaufenden kollagenen Fibrillen besteht aus 4 Zonen (Abb. 1.3):

- Tangentialfaserzone (vom Scheitel der Arkadenfasern gebildet)
- Übergangszone
- Radiärzone (senkrecht verlaufende Arkadenfibrillen)
- Kalkzone (Mineralisationszone)

Diese charakteristische Architektur der kollagenen Fasern mit den Chondrozyten ist für die Umwandlung von Druck in Zug verantwortlich. Nach Druckentlastung

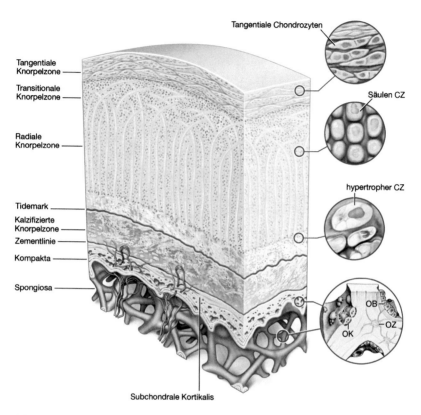

Abb. 1.3 Graphische Darstellung der subchondrale Zone mit Übergang des Knorpelgewebes (oben) in die normale Spongiosa und Hämatopoiese (unten)

nimmt der Knorpel seine ursprüngliche Form wieder an (Druckelastizität). Zwischen der Radiär- und Kalkzone verläuft die Grenzlinie („Tide mark"). Wird diese Grenzlinie von der Kalkzone aus durchbrochen, entstehen degenerative Veränderungen des Gelenkknorpels (Arthrose). Die Grundsubstanz wird vermindert gebildet, die Wasserbindung und der Gehalt an Chondroitinsulfaten nimmt ab und die kollagenen Fibrillen werden demaskiert, auch als „Asbestfasern" bezeichnet. Begünstigt werden die degenerativ-entzündlichen Prozesse im inneren der Knorpelschicht zusätzlich durch die Gefäßlosigkeit des Knorpelgewebes.

Abb. 1.4 Darstellung der vulnerablen Übergangszone (Mitte) vom Knorpelgewebe (oben) zur belastbaren, lamellierten Spongiosa (unten). Gomori

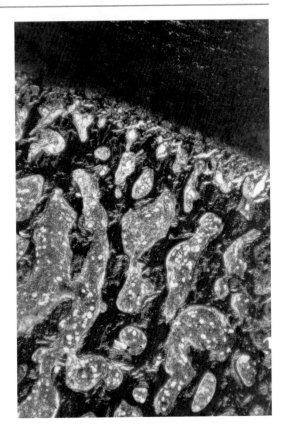

Definition und Formen des Knochenmarködem-Syndroms (KMÖS)

2

Während der übergeordnete Begriff „Knochenmarködem" allgemein das Vorliegen einer Flüssigkeitsansammlung im Knochenmark beschreibt, generalisiert oder lokal vorkommt und von unterschiedlichen Noxen ausgelöst wird, wird der Begriff **„Knochenmarködem-Syndrom"** für die schmerzhafte lokale Ansammlung von Flüssigkeit im Knochenmark in Nachbarschaft einer Knochen- oder Gelenkläsion verwendet (Abb. 2.1a und b) [5]. In der Literatur finden sich zahlreiche unterschiedliche Begriffe für diese Form des KMÖ (Tab. 2.1) [36].

> Das **Knochenmarködem-Syndrom (KMÖS)** ist eine lokale, schmerzhafte Ansammlung von Flüssigkeit im Knochenmark, bevorzugt im subchondralen Bereich, ausgelöst durch Störungen (Traumen, Mikrofrakturen, „bone bruise", Osteochondrosen, Ischämien, Noxen) des Gelenkknorpels und/oder der ossären Strukturen [5, 14]. Im weiteren Verlauf kommt es zu einem gesteigerten Knochenumbau mit osteoporotischen/osteosklerotischen Knochenreaktionen. Das KMÖ kann sich spontan zurückbilden, mit subchondralen Zysten einhergehen oder progressiv in eine Osteonekrose übergehen. Da der Verlauf im Einzelfall nicht zuverlässig vorhergesagt werden kann, ist eine medikamentöse Therapie daher im Frühstadium eines KMÖS indiziert.

Diese entzündliche Reaktion kann subchondral durch einen osteochondralen Defekt (Trauma, Osteoarthritis) oder durch eine ossäre Läsion (Fraktur, „bone

R. Bartl, *Das Knochenmarködem-Syndrom*, essentials, https://doi.org/10.1007/978-3-662-69014-7_2

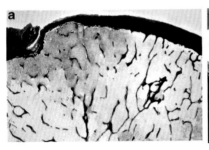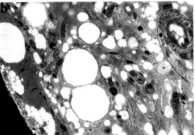

Abb. 2.1 a) Lokales KMÖ im subchondralen Bereich des Femurkopfes. Gomori. b) Ausgedehntes KMÖ mit zarter Fibrose. Noch intakter endostaler Sinus (links) und kleine Arterie (rechts oben). Schwund der Hämatopoiese. Gomori

Tab. 2.1 Liste verschiedener Bezeichnungen für das Knochenmarködem (KMÖ) in der Literatur

- Acute bone marrow oedema
- Acute myelitis
- Bone bruise
- Bone contusion
- Bone lesions
- **Bone marrow oedema syndrome**
- Bone marrow oedemalike signal intensity
- **Bone marrow oedema**
- Migratory transient osteoporosis
- Oedema-like bone marrow abnormalities
- Osteitis
- Osteomyelitis
- Post-transplant distal limb syndrome
- Primary bone marrow oedema syndromes
- Regional migratory osteoporosis
- Regional transient osteoporosis
- Shifting bone marrow (oedema of the knee)
- Subchondral nonneoplastic bone lesions
- Transient bone marrow oedema syndrome
- Transient osteoporosis
- Transient migratory osteoporosis
- Transient bone marrow oedema

bruise") ausgelöst werden. Die Diagnosestellung erfolgt klinisch mit Ödem-Nachweis in der MRT. Die vorgestellten Klassifikationen im Bereich des Femurkopfes und des Femurkondylus haben auch prognostische Bedeutung hinsichtlich des Ansprechens auf eine medikamentöse Therapie und des weiteren Verlaufes.

Subchondrale nichtneoplastische Knochenläsionen können nach dem MRT-Bild in 5 Gruppen eingeteilt werden [14]:

- Subchondrale Zysten
- Osteochondrale Defekte
- Osteochondrale Frakturen
- Subchondrale hypointense Areale
- Osteonekrosen

Pathogenese und Verlauf des KMÖS 3

Traumen, Überlastung gelenknaher Knochenareale und verminderte Durchblutung bei begleitender Achsabweichung (z. b. Varusdeformität am Kniegelenk) können zur Entstehung von **subchondralen Mikrofrakturen** („subchondral insufficiency fractures", SIF) führen. Am häufigsten sind Frauen über 50 Jahre befallen. 50 % der Fälle traten im Bereich der medialen Femurkondyle auf. Ursächlich werden in diesem Bereich eine geringere intraossäre Durchblutung und eine stärkere mechanische Belastung aufgeführt. Als weitere Risikofaktoren für die Entstehung von SIF gelten:

- Niedrige Knochendichte
- Meniskusschäden
- Osteoarthritis, und
- Übergewicht.

Die im Knochenmarkstroma beheimateten Makrophagen, Monozyten und Osteoklasten reagieren mit der Ausschüttung von Zytokinen und einer Entzündungsreaktion, die zu einem kapillären Leck mit Austritt von Flüssigkeit in das Knochenmark-Interstitium führt (Abb. 3.1). Mit Zunahme des reaktiven Knochenödems kommt es zu einer Drucksteigerung im Knochenkompartiment und schmerzhafter Irritation der zahlreichen afferenten Nervenfasern im Knochenmarkareal. Die sich selbst verstärkende Entzündungsreaktion führt zu einer Aktivierung der **Osteoklasten,** welche durch die entstandene Hypoxie und Azidose weiter unterhalten wird. Die Reparationsfähigkeit des Knochens ist durch die bestehende Inflammationsreaktion und die Knochenmarködem-bedingte Minderdurchblutung eingeschränkt [5].

11

R. Bartl, *Das Knochenmarködem-Syndrom*, essentials,
https://doi.org/10.1007/978-3-662-69014-7_3

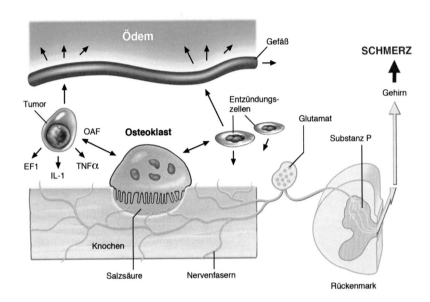

Abb. 3.1 Pathogenese des Knochenmarködem-Syndroms. Der Osteoklast im Mittelpunkt der Entstehung des Knochenmarködems. OAF Osteoklasten-aktivierender Faktor; TNFα Tumornekrosefaktor α; IL-1 Interleukin 1 und weitere Leukine; EF1 Endothelin-1

Die typischen Schmerzen bei einem KMÖ sind dumpf, auch in Ruhe vorhanden und durch den erhöhten intraossären Druck bedingt. Bei einer Chronifizierung des Knochenmarködems mit dauerhafter Minderdurchblutung und einer nicht erfolgenden Reparation der subchondralen Mikrofrakturen kann es zu einem progressiven Verlauf mit subchondralem Einbruch, bzw. zur Entwicklung einer **Osteonekrose** kommen. In der ARCO-Klassifikation wird das Knochenödem auch als frühe Form der Osteonekrose geführt [26]. Die Vermeidung einer Chronifizierung des Knochenmarködems ist für die Erhaltung der Gelenkfunktion entscheidend.

Neben diesen überlastungsbedingten und traumatischen Knochenmarködemen existieren auch idiopathische Formen, bei denen keine Ätiologie zu eruieren ist und neurale oder zirkulatorische Pathomechanismen bei der Entstehung des KMÖ diskutiert werden. Ein klassisches Beispiel dafür ist der Morbus Sudeck, heute unter dem Begriff CRPS I und II bekannt [12, 33].

Eine Sonderform des KMÖ-Syndroms ist der **Morbus Sudeck** (CRPS I und II) mit einem fleckförmigen bis diffusen, mehrere Gelenke betreffenden KMÖ und der späteren Entwicklung einer fleckförmigen Knochenatrophie. Dem Osteoklasten und seiner hämatopoietischen Vorläuferzelle kommt daher eine Schlüsselrolle in der Pathogenese und in der therapeutischen Strategie zu (Abb. 3.1).

Ferner sind auch Situationen mit unbekannter Ätiologie beschrieben, bei denen sich eine rasch entwickelnde, fokale, schmerzhafte Osteopenie in Gelenknähe entwickelt, in der Literatur früher als **„Transiente Osteoporose"** benannt [44]. Neuerdings wird die transitorische Osteoporose nur noch als geschichtlicher Begriff angesehen und dem Überbegriff des KMÖS zugeordnet. Auch hier dürften neurale und ischämische Mechanismen eine wichtige Rolle bei der Entstehung des KMÖ spielen. Sie tritt häufiger bei Männern auf, aber auch bei Frauen im letzten Trimenon der Schwangerschaft. Spontanremissionen sind häufig. Unterschieden werden **2 klinische Untergruppen:**

- regionale transitorische Osteoporose der Hüfte,
- regionale wandernde Osteoporose mit Befall unterschiedlicher Gelenke.

Dieser gutartigen, selbstlimierenden Variante steht die **progressive Form** des KMÖS gegenüber, die untherapiert progredient in einer Osteonekrose endet.

Vorkommen und Verlauf des KMÖS werden in einem 2019 in den USA publizierten Übersichtsartikel [23] als „rare and self-limited" von 3–18 Monaten beschrieben. Nach Durchsicht unserer Patienten mit KMÖS (n > 1400) können wir diese günstige prognostische Einschätzung nicht bestätigen. Vor allem unbehandelte Patienten – mittels MRT kontrolliert – können schmerzhafte, immobilisierende Verläufe über viele Jahre zeigen und müssen nach Jahren des Schmerzes operativ versorgt werden. Viele dieser Patienten entwickeln nach Jahren einen schweren lokalen Knochenschwund mit Auftreten von Frakturen oder Osteonekrosen. Häufig kommt es auch zu einem wechselnden Befall innerhalb des betroffenen Gelenkes oder zu einem „migratorischen" Wechsel auf andere Gelenkpartner und Gelenke (**migratorisches KMÖS**). Übergänge mit dem klinischen Bild eines CRPS sind ebenfalls zu beobachten.

Diagnose und Ätiologie des KMÖS

Die **Diagnose** eines KMÖS wird mit der MRT-Untersuchung (Abb. 4.1) in Kombination mit der Klinik gestellt werden. Die Patienten klagen über plötzlich auftretende, heftige, dumpfe Schmerzen unter Belastung und in Ruhe, ohne vorausgehendes traumatisches Geschehen [41]. Das Röntgenbild zeigt erst im späteren Stadium einen fokalen Knochenschwund. Für die Diagnosestellung entscheidend ist die MRT mit dem Nachweis eines gelenknahen Ödems im Knochenmark [5, 14, 19].

> **Radiologische Definition des KMÖ**
> Das KMÖ kann nicht mit Röntgenstrahlen (Röntgenbild, Computertomographie) dargestellt werden Die Gold Standard Technik zum Nachweis eines KMÖ ist die MRT. Es bezeichnet Signaländerungen bei der MRT einer Knochenregion, die sich auf Flüssigkeitsansammlungen (Ödeme) zurückführen lassen: „Das betroffene Areal zeigt in der T1-Wichtung eine erniedrigte (dunkel), in der T2-Wichtung und im STIR-Bild („Short-Tau-Inversion-Recovery"-Sequenz) eine erhöhte Signalintensität (hell)". Diese Signaländerungen sind vereinbar mit vermehrter intra- und extravasaler Flüssigkeit (z. B. Blut, Serum, interstitielle Flüssigkeit, Lymphe).

In der Orthopädie und Rheumatologie liegen diesem häufig beobachteten und charakteristischen Befundmuster ganz unterschiedliche Erkrankungen, Ursachen und Prognosen zugrunde: Osteoarthritis, Spondylitis, Traumen und Frakturen, „bone

R. Bartl, *Das Knochenmarködem-Syndrom*, essentials, https://doi.org/10.1007/978-3-662-69014-7_4

Abb. 4.1 Ausgedehntes
KMÖ am medialen
Femurkondylus in der MRT

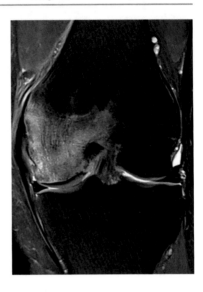

bruise", Knorpelschäden, Infektionen, Neoplasien und Ätiologien „of unknown origin" [18, 42].

Radiologisch-klinische Definition des KMÖS
Der Begriff Knochenmarködem-Syndrom (KMÖS) wurde daher 2008 von Thiryayi [43] eingeführt und beschreibt eine lokale „klinisch-radiologische Entität, in der unspezifische Gelenkschmerzen – vorwiegend Hüfte und Knie betroffen – und funktionelle Einschränkungen mit reduzierter Lebensqualität assoziiert sind mit einem charakteristischen MRT-Bild und in Abwesenheit von spezifischen Zeichen einer avaskulären Nekrose". Bis heute gibt es keine evidenzbasierten Leitlinien zur Diagnose und Therapie des KMÖS.

Solomon wies 1993 auf die klinisch wichtige Unterscheidung eines KMÖS ohne und mit Osteonekrose hin [40]. Erstere Form ist hypervaskulär und selbstlimitierend, letztere ist definitiv eine frühe Nekrose mit Minderdurchblutung und progressivem Verlauf mit Zerstörung des Gelenkes. Eine frühe Diagnosestellung mittels MRT und eine konsequente medikamentöse Therapie kann aber selbst bei dieser progressiven Form zu einer Ausheilung führen.

Die untere Extremität mit den Femurkondylen [1, 17, 21, 25, 28] und dem Tibiakopf am Kniegelenk [4], dem Femurkopf [1, 2, 31], dem Talus [3] am oberen Sprunggelenk und die Fusswurzel [4] sind am häufigsten betroffen. Seltener findet sich ein KMÖS in folgenden Skelettarealen:

• Wirbelsäule
• Kreuz- und Steißbein
• Beckengürtel
• Rippen
• Hand- und Fußwurzelknochen
• Femurschaft
• Brust- und Schlüsselbein.

Die meisten Fälle sind unilateral, es können aber auch multiple oder bilaterale Kondylen gleichzeitig oder zu verschiedenen Zeiten betroffen werden. Bei den Gelenkpartnern sind mehrheitlich die konvexen Gelenkpartner betroffen. Knochenödeme können ohne und mit fokal begrenzten subchondralen Mikrofrakturen auftreten. An der medialen Femurkondyle treten Knochenödeme häufig als Folge einer Überlastung des subchondralen Knochens durch eine Kombination von Knorpelschäden im medialen Kompartiment mit einer eingeschränkten Dämpferfunktion des degenerativen Meniskus und einer erhöhten Druckbelastung bei vorliegender Varusachse auf. Die Darstellung des Ödems in seiner gesamten Ausdehnung gelingt am besten in der T2- und T2/STIR-Wichtung. Eine Immobilisationsosteoporose (band- und punktförmige subchondrale Signalanhebungen im MRT) und ein Morbus Sudeck müssen differenzialdiagnostisch abgeklärt werden. Tab. 4.1 listet die verschiedenen Ätiologien des KMS auf

Tab. 4.1 Ätiologische Einteilung des KMÖ

Traumatische Läsionen	Stressfrakturen, Plantarfasziitis, Bone bruise, Mikrofrakturen, Kompressionsfrakturen Osteochondrale Läsionen
Degenerative Läsionen	Osteoarthritis
Immunologisch-entzündliche Läsionen	Rheumatoide Arthritis Ankylosierende Spondylitis Psoriatrische Arthritis Lupus erythematodes
Ischämische Läsionen	Osteonekrose CRPS
Infektiöse Läsionen	Osteomyelitis Infektiöse Arthritis
Metabolische Läsionen	Gicht, Speicherkrankheiten
Iatrogene Läsionen	Strahlentherapie Chemotherapie Medikamentenallergie
Neoplastische Läsionen	Myelofibrose- Osteomyelofibrose-Syndrom Knochentumore

Allgemeinmaßnahmen und medikamentöse Therapie des KMÖS

5

Die wichtigste erste therapeutische Maßnahme bei Vorliegen eines KMÖS ist die **Entlastung** des betroffenen Gelenkes. Häufig bilden sich dann die Symptome spontan zurück. Eine begleitende hochdosierte Therapie mit **Vitamin D3** (2000 IE/d) ist bei häufig vorliegendem Vitamin D-Mangel notwendig [30]. Auch **Vitamin C-Gabe** wird in einer Publikation empfohlen [38]. Wird durch die Entlastung keine adequate Schmerzreduktion und Belastbarkeit erreicht, oder kommt es nach Wiederaufbelastung zu rezidivierenden Beschwerden ist bei einem persistierenden oder progredienten Knochenödem in der MRT eine **medikamentöse Therapie** indiziert [5, 20, 23]. In Studien haben sich die Anwendung von antiresorptiven Substanzen (intravenöse BP der 3. Generation und Denosumab) sowie Iloprost etabliert. Am häufigsten werden hier **intravenöse stickstoffhaltige Bisphosphonate** angewendet.

Bei der **Wahl des BP** sind einige Besonderheiten der BP in Beziehung zu einem KMÖS zu beachten [5, 6, 7, 8, 10, 11, 37]:

- Die **gastrointestinale Resorption** der BP ist mit <1 % so miserabel, daß eine orale Gabe (z. B. Alendronat, Risedronat) zwar bei einer langjährigen Therapie der Osteoporose noch wirksam sein kann, bei einem KMÖ aber nicht die nötige Konzentration zur raschen Hemmung der Osteoklasten erreicht. Eine intravenöse Therapie ist daher der oralen Gabe klar vorzuziehen.
- Für eine rasche und ausreichende Hemmung der Osteoklasten werden möglichst potente **intravenöse und stickstoffhaltige BP** der 3. Generation (Ibandronat oder Zoledronat, mit einer Hemmung der Geranylierung und Farnesylierung) eingesetzt.

R. Bartl, *Das Knochenmarködem-Syndrom*, essentials, https://doi.org/10.1007/978-3-662-69014-7_5

Tab. 5.1 Dosierung und Pharmakokinetik moderner intravenöser Bisphosphonate beim KMÖS

Eigenschaften	Ibandronat	Zoledronat
Dosierung	3–4 mal 6 mg	2–3 mal 4 mg
Applikation	Infusion 15 min	Infusion 30 min
Wirkungseintritt	24 h	24 h
Relative Potenz, zu Etidronat	10.000x	20.000x
Proteinbindung (Albumin)	87 %	22 %
Plasmahalbwertszeit	10–16 h	1–2 h
Aktivierung (Protonierung) 100 %	3,9 pH	6,1 pH
Affinität zum Hydroxylapatit	2,3	3,4
Elimination über die Niere	Proximaler Tubulus, aktiv	Proximaler Tubulus, aktiv
Knochenoberfläche Halbwertszeit	Etwa 150 h	Etwa 200 h
Knochengewebe Verweildauer	Jahre	Jahre

- **Ibandronat** ist zur Behandlung im sauren, entzündlichen Milieu des KMÖS vorzuziehen, da dieses BP eine **Protonierung** und damit Aktivierung erst bei einem sauren pH-Wert von 3,9 aufweist und damit gezielt nur im Bereich der Knochenläsion wirksam ist [5]. **Zoledronat** mit einer Protonierung bereits bei einem pH-Wert von 6,1 ist daher auch vermehrt systemisch außerhalb des „sauren" Entzündungsbereiches wirksam. Die Protonierung der BP bei unterschiedlichen pH-Werten erklärt auch die unterschiedliche Häufigkeit des Auftretens von Kiefernekrosen, häufiger bei Zoledronat (Protonierung bereits bei einem pH-Wert von 6,1). Bei einer effektiven Hemmung der Osteoklasten durch ein intravenöses BP kommt es wegen der raschen Blockierung der Salzsäure-Ausschüttung zu einem Wiederanstieg des pH-Wertes und damit – vor allem unter Ibandronat – wieder zu einer physiologischen Osteoklastentätigkeit. Zoledronat bleibt länger als Ibandronat aktiv, bis zu einem pH-Wert von etwa 7–8 (Tab. 5.1).
- Nach einer erfolgreichen Therapie des KMÖ bleibt ein Rest des BP auf der offenen Knochenoberfläche haften und ist bei fehlender Salzsäureaktivierung durch Osteoklasten (neutralem pH-Wert) weitgehend inaktiv. Diese Restmenge steht „Gewehr bei Fuß", wird bei einem **Rezidiv der Knochenläsion** wieder aktiviert oder aber bei einer kompletten Ausheilung mit der erneuten Bildung einer Schutzschicht auf der Knochenoberfläche in das Knochengewebe eingebaut, mit Verlust ihrer pharmakologischen Wirkung. Diese

automatische **Reaktivierung** des restlichen Ibandronat im Rezidiv stellt einen weiteren Vorteil gegenüber Zoledronat und Iloprost dar („protektive Wirkung" [5]).

- Die unterschiedliche Polarität und Lipophilie der Seitenketten der BP führen zu erheblichen Unterschieden in der **Plasmaeiweißbindung.** Aus den unterschiedlichen Albuminbindungen resultieren unterschiedliche Plasmahalbwertszeiten und Eliminationskinetiken. So beträgt die Plasmahalbwertszeit beim Zoledronat (Albuminbindung 22 %) nur 1–2 h, beim Ibandronat dagegen wegen der ausgeprägte Albuminbindung von 87 % bis zu 16 h. Daraus ergibt sich beim Ibandronat ein langsameres Anfluten und aktives Ausscheiden in der Niere und damit eine geringere **Nephrotoxizität** gegenüber Zoledronat.

- Die BP zeigen auch unterschiedlich starke **Affinitäten zum Hydroxylapatit.** Vor allem in den Howship´schen Lakunen mit fehlender Oberflächenschutzschicht bindet sich das BP an die freiliegenden Kalziumionen der „wunden" Knochenoberfläche. Aktive Osteoklasten nehmen im Zuge des Knochenabbaus das auf der Knochenoberfläche befindliche BP auf und werden in ihrem Stoffwechsel „gelähmt" und teilweise inaktiviert. Die früheste pharmakologische Wirkung wird nach 24 h beobachtet und hält bei einer Einzeldosis 3–4 Wochen an. Nichts weist darauf hin, daß das in den Knochen eingelagerte BP noch eine pharmakologische Wirkung zeigt oder die Knochenqualität negativ beeinflusst.

- Hervorzuheben ist auch die extrem **kurze Therapiedauer** bei Patienten mit KMÖS. Im Gegensatz zur langjährigen Therapie der Osteoporose reichen bei der Behandlung des KMÖS in der Regel 3–4 Infusionen in 3-wöchentlichen Abständen aus.

- Lediglich die **„Akute-Phase-Reaktion" bei der ersten Infusion** ist in 20 % der Fälle eine bemerkenswerte Nebenwirkung, kann aber mit Paracetamol oder Ibuprofen gut behandelt werden. Auch hier ist Ibandronat wegen der hohen Albuminbindung gegenüber Zoledronat nebenwirkungsärmer und daher vorzuziehen.

- Mit **Langzeitnebenwirkungen** der BP wie Kiefernekrosen oder atypischen Femurschaftfrakturen ist bei dieser kurzzeitigen Behandlung nicht zu rechnen. In unserem Patientengut sind diese schweren Nebenwirkungen nicht aufgetreten.

Bei der Wahl des BP zur Behandlung des KMÖ sind folgende Faktoren vorteilhaft [5]:

- Stickstoffhaltiges BP der 3. Generation mit hoher Wirkpotenz,
- Intravenöse Applikation mit raschem Wirkeintritt,
- Protonierung und damit Aktivierung des BP bei einem niedrigen pH-Wert,
- Hohe Albuminbindung des BP mit langsamer Anflutung in den Nierentubuli.

- Ibandronat: 3–4 Infusionen mit 6 mg im 3–4 Wochen-Abstand [5, 6, 9, 11, 37]
- Zoledronat: 2–3 Infusionen mit 4 mg im 4 Wochen-Abstand [7, 39]

Vor und nach dieser Behandlung wurden die klinischen (Nierenfunktion, Schmerzprofil, Beweglichkeit, Arzneimittelnebenwirkungen) und radiologischen Befunde erhoben. Nach der **Ätiologie** aufgeschlüsselt:

• Ischämisches KMÖ	10 %
• Mechanisches KMÖ	20 %
• Reaktives KMÖ	20 %
• Idiopathisches KMÖ	50 %

Nach den betroffenen **Skelettregionen** aufgeschlüsselt, in Reihenfolge der Häufigkeit:

- Kniegelenk (Femurkondylen und Tibiaplateau)
- Sprunggelenk, Kalkaneus und Mittelfuß
- Vorderfuß
- Femurkopf und -hals
- Lenden- und Brustwirbel
- Becken
- Sternum
- Humeruskopf.

Mit der Behandlung kann eine signifikante Reduktion des Schmerzscores in der VAS nach 3, 6 und 12 Wochen erreicht werden [6, 7]. Eine rasche Schmerzlinderung tritt bei ca. 75 % der Patienten bereits nach der 1. Infusion auf. Durch die Infusionstherapie konnte eine deutliche Verbesserung in den Schmerzscores und den Scores der Gelenkfunktion erreicht werden. Dies betrifft bereits den frühen Untersuchungszeitraum, 6 Wochen, 3- und 6 Monate nach Beginn der Therapie als auch den späten Untersuchungszeitraum im 1–2 Jahres-follow-up. Im Vergleich zur alleinigen Entlastung und Schonung kann durch die Infusionstherapie eine deutlich schnellere Schmerzreduktion, Belastbarkeit und Arbeitsfähigkeit erreicht werden.

Eine signifikante Reduktion des KMÖ, bzw. komplette **Remission des KMÖ** und der subchondralen Läsionen im MRT konnte in über 80 % der Patienten nach 3–6 Monaten erreicht werden [5, 10].

Als typische **Bisphosphonat-Nebenwirkung** war nach der ersten Infusion in etwa 15–20 % eine Akute-Phase-Reaktion mit Muskel- und Gliederschmerzen zu beobachten, die aber in keinem Falle einer speziellen Therapie bedurfte [10, 11]. In unserem Patientenkollektiv trat in über 1000 Fällen keine therapierelevante Einschränkung der Nierenfunktion auf. Auch traten keine Therapie-assoziierten Fälle von Kiefernekrosen oder atypischen Femurfrakturen auf.

> Die Therapie des KMÖ mit i. v. Bisphosphonaten erreicht eine rasche Schmerzreduktion, Wiederherstellung der Gelenkfunktion sowie eine signifikante Reduktion des Knochenödems und der subchondralen Läsionen in der MRT-Verlaufskontrolle. Die Therapie zeigt ein geringes Nebenwirkungsspektrum und wird ambulant angewendet.

Weitere Behandlungsoptionen zur Behandlung von Knochenödemen sind die Anwendung des antiresorptiv wirkenden Antikörpers **Denosumab** [23] oder die Anwendung des vasoaktiven Prostazyklinanalogons **Iloprost** [2, 3, 4] zur Verbesserung der Knochendurchblutung, das aufgrund der ausgeprägten potenziellen Nebenwirkungen im Rahmen eines stationären Aufenthaltes gegeben wird. Als operative Verfahren werden die **Entlastungsbohrung** („core decompression") am Femurkopf oder einer subchondralen Injektion von Calciumphosphatsubstrat **(Subchondroplastie)** am Kniegelenk bei therapierefraktären Fällen durchgeführt [23]. Als biophysikalische Verfahren werden pulsierende Magnetfelder angewendet. Die aktuell angewendeten Therapien des Knochenmarködems sind in Tab. 5.2 dargestellt.

Tab. 5.2 Behandlungsoptionen beim Knochenmarködem-Syndrom (KMÖS)

	Therapieoptionen	Mittlere Therapiedauer	Mittlere Verbesserungsdauer der Beschwerden
Symptomatische Therapie	Entlastung, NSARs Physiotherapie	Nicht definierbar	6–12 Monate
Prostazykline oral	Iloprost 20–50 µg Infusionen über 5–6 h	5 aufeinanderfolgende Tage, stationär, cave NW!	Tage bis Wochen
Bisphosphonate oral Bisphosphonate i. v.	Alendronat 70 mg oral Ibandronat 6 mg Infusion Zoledronat 4 mg Infusion	Wochen bis Monate 1–4 Dosen, ambulant 1–2 Dosen, ambulant	Erst nach Monaten Rasche Schmerzfreiheit Rasche Schmerzfreiheit
RANKL-Antikörper s.c.	Denosumab 60 mg s.c.	1–2 Dosen, ambulant	Rasche Schmerzfreiheit
Fokussierte Stoßwellentherapie	2–3000 Impulse mit 0,2–0,3 mJoule/qmm	2–3 Anwendungen über 3–6 Wochen	Rasche Schmerzfreiheit
Vitamin D oral Kalziumreiche Kost	1000–4000 I.E Vitamin D tgl.	Nach Vitamin D-Spiegel im Serum	
Heparinderivat	Pentosanpolysulphat-Natrium (PPS)	i.m. zweimal wöchentlich, insgesamt 3 Wochen	Bisher nur Kasuistiken
Chirurgische Behandlung	Subchondroplastie „Core decompression"	Zur Diskussion erst nach erfolgloser medikamentöser Therapie	Rasche Schmerzfreiheit, auch in Kombination mit Iloprost

Aktuelles Management-Konzept des KMÖS in unserer Praxis
Zurzeit kommt in unserer internistisch-orthopädisch ausgerichteten Praxis bei

Patienten mit KMÖ folgendes Diagnose-Therapiekonzept zur Anwendung:
Diagnosesicherung mittels MRT T2w fettsupprimierten STIR-Aufnahmen und Nachweis von homogenen bis fleckförmigen Signalanreicherungen. Zur Differenzierung zwischen Knochenmarködem (KMÖ) und Osteonekrose (ON) Kontrastmittel-Applikation von Gadolinium oder Perfusions-MRT. Zum Nachweis von Mikrofrakturen („bone bruise") und zur Beurteilung der beteiligten Knochenstruktur Option eines CT. Bei Verdacht auf Osteoporose zusätzlich DXA-Messung. Blutabnahme mit Bestimmung der Knochenparameter, Vitamin D und „Standardlabor" (vor allem Kreatinin und GFR, Blutbild, CRP und Elektrophorese).

Das **Therapieprotokoll** (Tab. 5.2) beinhaltet:

Symptomatische Therapie Ruhigstellung bzw. Teilbelastung des betroffenen Areals/Gelenkes mit Gabe eines Schmerzmittels oder entzündungshemmender Medikamente bei Bedarf, Physiotherapie.

Vitamin D-Gabe In Abstimmung mit dem 25(OH)Vitamin D-Spiegel im Blut Gabe von 2000–4000 IE Vitamin D täglich [30]. Alternativ Dekristol 20.000® 1 Kps. pro Woche. Für die Kalziumzufuhr reicht in der Regel eine „kalziumreiche Kost", bei Gabe von Denosumab werden 1000 mg Kalziumkarbonat täglich empfohlen.

Bisphosphonat-Gabe Aufgrund der Pharmakokinetik setzen wir ausschließlich intravenöse stickstoffhaltige BP ein. Als „first line" Therapie verwenden wir bevorzugt Ibandronat (Abb. 5.1). Im Vorfeld wird der Patient über den „off-label-use" und über die Wahrscheinlichkeit von Nebenwirkungen (NW) informiert. Als einzige NW haben wir in etwa 10 % der Patienten bei der 1. Infusion das Auftreten einer „Akuten-Phase-Reaktion" mit Gelenkschmerzen, leichtem Fieber und Müdigkeit beobachtet. Diese Beschwerden waren gut mit Paracetamol oder Ibuprofen zu therapieren. Schwere NW wie Kiefernekrosen (ONJ) oder atypische Femurschaftfrakturen (AFF) haben wir bei dieser Kurzzeittherapie nicht registriert. Bevorzugt werden preiswerte Generika verschrieben. Eine Nierenfunktionsstörung muß ausgeschlossen sein. Reichliches Trinken vor und nach der Infusion wird sichergestellt. Aufgrund der Pharmakokinetik bevorzugen wir Ibandronat 6 mg 3–4 Infusionen in Abständen von je 3–4 Wochen. Mit der intravenösen Gabe wird eine rasche Schmerzlinderung (deutliche Verbesserung der Schmerzscores und der Scores der

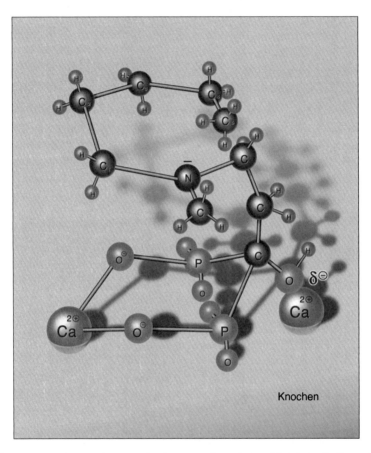

Abb. 5.1 Räumliche Struktur des Ibandronat (tertiäres Amino-BP, BP der 3. Generation) auf der Oberfläche des Knochens

Gelenkfunktion) innerhalb weniger Tage erreicht. Frühformen eines Knocheninfarktes mit KMÖ sprechen ebenfalls rasch auf intravenöse BP an. Ein Monat nach der letzten Infusion erfolgt die klinische Beurteilung des Therapieerfolges und die Kontroll-MRT mit Beurteilung des KMÖ und der zugrunde liegenden Knochenläsion (Nachweis einer ischämischen Region? Eventuell Perfusions-MRT). Bei Nachweis eines KMÖ-Restes oder einer ischämischen Läsion kann eine weitere Infusion erfolgen.

Als Standardtherapie des KMÖS werden in unserer Praxis Ibandronat-Infusionen plus hochdosiert Vitamin D nach Diagnosesicherung mittels MRT eingesetzt. Auch aus pharmakokinetischer Sicht ist Ibandronat das ideale, selektiv wirkende BP zur Behandlung des KMÖS [5].

Denosumab-Gabe Bei Vorliegen einer Niereninsuffizienz steht als Alternative die antiresorptive Substanz Denosumab (Prolia®) zur Verfügung:

Denosumab 60 mg 1–2 Dosen s.c. im Abstand von 1–2 Monaten.

Denosumab wirkt nicht selektiv im Bereich des KMÖS, sondern ubiquitär im gesamten Skelett. Eine vorausgehende Gabe von Vitamin D und Kalzium ist zur Vermeidung einer Hypokalzämie obligatorisch.

Iloprost-Gabe Wegen der Notwendigkeit einer stationären Aufnahme, der zahlreichen Ausschlusskriterien, der zahlreichen NW und der Überwachung über mehrere Tage findet diese Therapieoption in unserer Praxis keine Anwendung.

Bei Einsatz von Iloprost oder BP muß der Patient mit KMÖs über die „off-label"-Situation sowie über Ausschlußkriterien und denkbare Nebenwirkungen informiert werden!

„Core decompression" Die operative Versorgung des KMÖ und der frühen Osteonekrose besteht aus der Anbohrung des Knochens. Mit der Druckentlastung sollen knocheninterne Umbauvorgänge und eine verbesserte Blutzirkulation erreicht werden. Andererseits besteht die Gefahr einer erneuten Auslösung eines KMÖ durch die Verletzung des Knochengewebes. Eine notwendige Indikation zu dieser operativen Option hat sich aber bei unseren Patienten nicht gestellt.

Heparinderivate Der Einsatz von Pentosanpolysulfat wurde bei Patienten mit Osteoarthritis berichtet, ein tatsächlicher Erfolg konnte aber bisher in Studien nicht nachgewiesen werden.

Klassifikation der subchondralen Knochenmarkläsionen

Vorschläge zur Nomenklatur subchondraler nichtneoplastischer Knochenläsionen [24, 25] und zum Grading von Streßfrakturen [27] liegen bereits vor. Die hier vorgestellte **Klassifikation der subchondralen Knochenmarkläsionen für das Kniegelenk nach C Bartl** (Abb. 6.1) leitet sich aus den Ergebnissen der konservativen (Entlastung) und der medikamentösen Therapie ab [5]. Die Analyse der vorhandenen MRT- und Therapiestudien zeigt, dass die hier beschriebenen Knochenmarkläsionstypen auch in weiteren Studien mit konservativer, medikamentöser, biophysikalischer und operativer Therapie beschrieben wurden und hier anhand ihres Schweregrades und ihrer Reversibilität in eine MRT-basierte Klassifikation eingereiht werden.

- Im **Stadium 1** liegt ein KMÖ vor, ohne abgrenzbare subchondrale Insuffizienzfraktur (SIF). Hier besteht eine hohe Reversibilität.
- Das **Stadium 2** ist durch ein KMÖ mit zusätzlich bestehenden SIF unterschiedlicher Formen (Typ 2a, 2b und 2c) gekennzeichnet. Prozentual fallen die die meisten behandelten Läsionen in das Stadium 2. Hier besteht ebenfalls bei adäquater Therapie eine Reversibilität der Läsionen, jedoch besteht ein erhöhtes Risiko für eine Progression der Läsion, vor allem bei zeitlicher Verzögerung und zusätzlich vorliegenden Risikofaktoren. Die Reversibilität der SIF korreliert mit der Fissurlänge in der koronaren und sagittalen Ebene als auch mit der Anzahl der SIF.
- Das **Stadium 3** zeigt im MRT eine konvexe flächige Knochenmarkläsion über der subchondralen Platte, die bereits ein Zusammensinken der Fraktur andeutet (hypointens in de rT1 Wichtung) und auch mit zystischen Läsionen auftreten kann. Der meist ausgedünnte Knorpel ist noch intakt. Die Läsion ist meist

R. Bartl, *Das Knochenmarködem-Syndrom*, essentials, https://doi.org/10.1007/978-3-662-69014-7_6

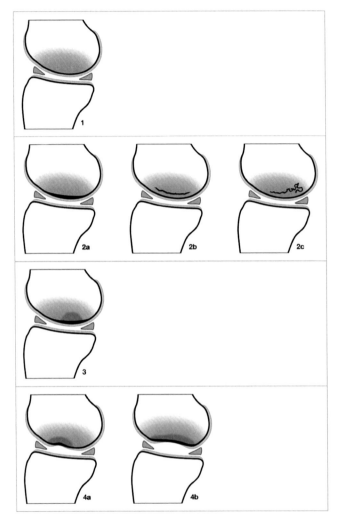

Abb. 6.1 Klassifikation der subchondralen Knochenmarkläsionen am Kniegelenk nach C Bartl 2023: Typ 1: KMÖ ohne Frakturlinie; Typ 2a: KMÖ mit Verdickung der subchondralen Platte (SP); Typ 2b: KMÖ mit linearer SIFK; Typ 2c: KMÖ mit mehreren oder atypischen Frakturlinien; Typ 3: KMÖ mit konvexer, flächiger subchondraler Frakturzone – Knorpel intakt; Typ 4a: Flächige subchondrale Fraktur mit partiellem Gelenkeinbruch und Knorpelschaden; Typ 4 b: Grosse subchondrale Frakturzone mit Gelenkeinbruch und Gelenkinkongruenz

nicht komplett reversibel und das Ziel der Therapie ist eine Stabilisierung der Läsion und ein Erhalt des darüberliegenden Knorpels. Die Reversibilität der Läsion und gute klinische Ergebnisse korrelieren mit der Größe der Läsion, der Dauer und der vorliegenden Risikofaktoren.

- **Stadium 4:** Unbehandelte Grad 3 Läsionen können im Verlauf in einem Gelenkeinbruch mit konsekutivem Knorpelschaden und Gelenkinkongruenz (Stadium 4a und 4b) münden. Hier kommen dann häufiger operative Therapieverfahren zum Einsatz.

Bessere funktionelle Ergebnisse korrelierten mit einem höheren Grad der Reversibilität in der MRT bei Absenz einer flächigen Frakturzone (Grad 3 Läsion) bzw. bei einer Höhe derselben von kleiner als 4 mm im sagittalen Schnitt (T2-Wichtung) und bei einer Länge von kleiner als 14 mm für die Grad 2 Läsionen im sagittalen Schnitt. Die höchste Ausheilungsrate zeigten Grad 1 Läsionen ohne bestehende Frakturlinien.

Die **Klassifikation der subchondralen für das Hüftgelenknach C Bartl** (Abb. 6.2) umfasst 3 Stadien [5]. Hier treten ähnliche Typen von subchondralen Läsionen auf, die hier überwiegend den Femurkopf betreffen.

Als weitere **Risikofaktoren** zeigten sich in unserem Patientengut:

- Vitamin D-Mangel (<30 μg/l),
- erhöhter Grad der Knorpelausdünnung im MRT über der subchondralen Läsion,
- Meniskusschaden im betroffenen Kompartiment mit Meniskusextrusion.

Die Therapie des KMÖS mit i. v. Bisphosphonaten erreicht eine rasche Schmerzreduktion, Wiederherstellung der Gelenkfunktion sowie eine signifikante Reduktion des KMÖ und der subchondralen Läsionen in der MRT-Verlaufskontrolle. Die Therapie greift direkt an den beteiligten Zellen der Knochenheilung an. Die Therapie zeigt ein geringes Nebenwirkungsspektrum und wird ambulant angewandt.

Abb. 6.2 Klassifikation der subchondralen Knochenmarkläsionen am Femurkopf nach C Bartl 2023: Typ 1: KMÖ ohne Frakturlinie, Typ 2: KMÖ mit linearer SIFK, Typ 3: KMÖ mit konvexer, flächiger subchondraler Frakturzone – Knorpel intakt

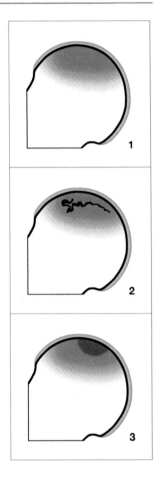

Traumatische und postoperative KMÖS 7

Traumatische Knochenödeme können im Rahmen von Frakturen und Knochen-kontusionen („Bone bruise") auftreten. Das KMÖ mit einer erhöhten Signalinten-sität in der T2-Wichtung und der STIR-Sequenz zeigt ein akutes Trauma an und kann diagnostisch zur Abgrenzung von älteren Frakturen genutzt werden [5, 12, 29].

Postoperative Knochenödeme werden auch gehäuft nach operativen Eingrif-fen wie einer Arthroskopie beobachtet, meist 1–4 Monate nach der Operation. Die häufigsten Eingriffe betreffen hier den Knorpel und den Meniskus, bei bereits bekannten Knorpelausdünnungen und Meniskusläsionen, jedoch ohne eine fort-geschrittene Arthrose. Es ist unklar ob die Knochenmarkläsionen iatrogen durch Manipulationen am Knorpel entstanden sind oder ohnehin aufgrund der bekann-ten Degeneration der druckabsorbierenden Strukturen (Knorpel und Meniskus) entstanden wären. Eine weitere Hypothese ist eine lokale Knochenerweichung, welche durch die 2–4 wöchige Teilbelastung entsteht, kombiniert mit einer zu raschen Aufbelastung, welche dann zu einer akuten Überlastung des subchondra-len Knochens und der Entstehung eines KMÖ führt. Es spricht vieles für eine multifaktorielle Genese. Risikofaktoren in der eigenen Patientenpopulation waren folgende Faktoren:

- erhöhter Body-Mass-Index
- höhergradiger Knorpelschaden
- Meniskusläsion/-extrusion.

R. Bartl, *Das Knochenmarködem-Syndrom*, essentials,
https://doi.org/10.1007/978-3-662-69014-7_7

Eine vorbestehende Osteoporose konnte nicht als Risikofaktor identifiziert werden [20, 25]. Nach Eingriffen am Knorpel und Knochen sind KMÖ in der postoperativen MRT in über der Hälfte der Fälle beschrieben. Diese reaktiven Läsionen entstehen als Folge einer subchondralen Anbohrung durch das iatrogen gesetzte Trauma, oder nach Knorpelersatzverfahren wie einer MACT, bei der ein weniger belastbarer Ersatzknorpel entsteht und der subchondrale Knochen vermehrt den Druck abfangen muss und daher mit einem Überlastung-KMÖ reagiert.

Auch nach **osteochondralen Zylindertransplantationen** sind reaktive KMÖ an den Nahtstellen im postoperativen MRT beschrieben.

Knochenstressreaktionen und Stressfrakturen

Eine gezielte Belastung zeigt in der Regel einen positiven Effekt auf die Knochenstärke. Hingegen führt eine wiederholte hohe Belastung ohne adaequate Pausen zu Überlastungsreaktionen des Skelettes mit Entstehung von Knochenstressreaktionen. Stressfrakturen entstehen durch eine Dysbalance zwischen Belastung und Knochenregeneration, wenn Trainingsumfang und Trainingsintensität gesteigert werden. Klinisch zeigt sich ein lokalisierter Schmerz am betroffenen Knochen. Knochenstressreaktionen und Stressfrakturen treten gehäuft an der unteren Extremität auf. Häufige Lokalisationen sind die proximale Tibia, der Tibiaschaft, die Schaftregionen der Mittefußknochen, die Malleolengabel, die Fußwurzelknochen, der Kalkaneus und der Femurhals.

In der MRT erfolgt die Graduierung [27]. Sie reicht von einer periostalen Reaktion über ein mildes KMÖ bis hin zu bandförmigen KMÖ-Zonen mit Demarkation von Frakturlinien (Stressfrakturen). Bei der Diagnosestellung und der Graduierung der Fraktur (z. B. Fredericson/Arendt-Klassifikation [25, 27] stellt die MRT den Goldstandard dar, da im Initialstadium die meisten Röntgenaufnahmen keinen pathologischen Befund zeigen. Stressfrakturen können nur bei einer frühen Diagnosestellung mit einer minimalen Schonungsphase und Sportpause behandelt werden. Stressfrakturen an bestimmten anatomischen Lokalisationen wie dem Schenkelhals oder am Os naviculare sind mit einem erhöhten Komplikationsrisiko und einer längeren Zeitspanne zur Sportrückkehr behaftet.

Die Ätiologie der Knochenstressreaktionen ist multifaktoriell, wobei ein bestehendes Energiedefizit, weibliches Geschlecht und eine vorausgegangene Stressreaktion als Risikofaktor identifiziert werden konnten. Eine erniedrigte Knochendichte (DXA) konnte in Studien in nahezu der Hälfte der weiblichen und männlichen Athleten mit Stressfrakturen nachgewiesen werden. Auch ein

R. Bartl, *Das Knochenmarködem-Syndrom*, essentials, https://doi.org/10.1007/978-3-662-69014-7_8

Abb. 8.1 Stressfraktur am
Metatarsale 2 im
Schaftbereich in
Konsolidierung mit Kallus
(Niedrigrisikofraktur)

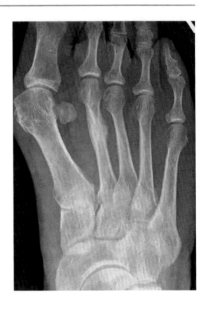

Vitamin D-Mangel konnte in mehreren Studien bei etwa der Hälfte aller Athletinnen und Athleten als Risikofaktor festgestellt werden [5]. Die weibliche Athletentriade (Hormondysbalance/Amenorrhoe, erniedrigte Knochendichte und Essstörung) stellt ebenfalls einen Faktor für eine erhöhtes Stressfrakturrisiko dar.

Häufig werden Stressreaktionen/-frakturen zu spät diagnostiziert, sodass auch Niedrigrisikostressfrakturen zu einer therapeutischen Herausforderung werden können. Verzögerte oder Fehldiagnosen können zu einer verlängerten Sportpause führen, aber auch zum Auftreten von kompletten Frakturen oder avaskulären Nekrosen [5].

Die Therapie kann bei den allermeisten Niedrigrisiko-Stressfrakturen (z. B. Kalkaneus, Metatarsaleschaft 2–4, Fibula) (Abb. 8.1) und den früh diagnostizierten Hochrisiko-Stressfrakturen (z. B. Metatarsale 5, Malleolus medialis, Schenkelhals, Os naviculare, Tibiaschaft und Tibiakopf) konservativ erfolgen (Abb. 8.2). Neben angepassten Trainingsmodifikationen/-pausen ist eine Reduktion der Belastungshäufigkeit und Belastungsintensität notwendig. Unter Berücksichtigung der Erfahrungswerte für die Heilungsdauer erfolgt eine an den Risikotyp der Fraktur und an das Ausmaß der MRT-Graduierung (Fredericson/ Arendt-Klassifikation Grad 1 bis 4) angepasste kürzere oder längere Teilbelastung (z. B. beim Os naviculare ≥ 8 Wochen).

Abb. 8.2
Schenkelhalsstressfraktur
auf der kaudalen
Kompressionsseite
(Hochrisikofraktur)

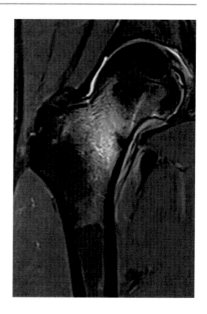

Studien konnten eine längere Heilungsdauer für Stressfrakturen in Regionen mit trabekulärem Knochen (z. B. proximale und distale Tibia, Schenkelhals, Kalkaneus) im Vergleich zu Frakturen in kortikalen Regionen (Metatarsalia, Tibiaschaft) nachweisen.

Bei Hochrisiko-Stressfrakturen muss aufgrund der längeren Heilungsphase und bei reduzierter Knochenheilungskapazität (z. B. Distraktionsseite des kranialen Schenkelhalses und des anterioren Tibiaschaftes) unter konservativer Therapie und einer Dislokationsgefahr auch die operative Therapie (z. B. Verschraubung Schenkelhals, Marknagelung Tibia) diskutiert werden. Als medikamentöse Therapien wurden BP und Rank L-Inhibitoren untersucht, welche das sehr häufig begleitende und schmerzhafte KMÖ in der Region der Stressfraktur reduzieren können und so ein Voranschreiten der Knochenheilung ermöglichen. In der Behandlung der problematischen trabekulären Stressfrakturen konnten die Autoren in einer laufenden Studie eine schnellere Heilung der Fraktur, eine raschere Schmerzreduktion und eine geringere Dauer zur Sportrückkehr unter einer iv BP-Therapie im Vergleich zur konventionellen Entlastungstherapie feststellen. Als osteoanabole Therapie wird der Effekt von Teriparatid-Injektionen untersucht. In jedem Fall sollte eine ausreichende Vitamin D-Zufuhr von mindestens 1000–2000 IE pro Tag erfolgen, bzw. eine Boosttherapie mit erhöhter Dosis bei einem vorliegenden Vitamin D -Mangel [5]. Als biophysikalische Therapieoptionen zur Stimulation der Knochenheilung können der therapeutische Ultraschall (LIPUS-low intensity pulsed ultrasound – Zulassung besteht für Pseudarthrosen) und die hochenergetische fokussierte Stoßwellentherapie eingesetzt werden [5, 23].

Insuffizienzfrakturen

Insuffizienzfrakturen entstehen bei normalen/alltäglichen Belastungen bei gleichzeitig bestehender Reduzierung der Knochenstärke. Häufig besteht eine Kombination aus einer Osteoporose und einer Immobilisation (Bettlägerigkeit, längere Extremitätenentlastung, Rollstuhlbenutzung) oder einer neurologisch bedingten Aktivitätsreduktion (z. B. Apoplex, MS). Anamnestisch sind geringgradige Traumen wie Distorsionen oder Stauchungen, oder Herausgleiten aus dem Rollstuhl zu verzeichnen. Im Röntgen zeigt sich die Fraktur initial oft nicht. Im MRT zeigt sich die Fraktur mit einer distinkten Frakturlinie mit einem ausgeprägten Umgebungsödem [5, 8, 15]. Nicht-dislozierte Frakturen können konservativ behandelt werden. Dislozierte Frakturen werden einer Osteosynthese zugeführt.

Medikamenten-assoziierte Insuffizienzfrakturen

Methotrexat-assoziierte Insuffizienzfrakturen treten gehäuft unter langjähriger Therapie einer rheumatoiden Arthritis mit Methotrexat (MTX) auf. In den letzten Jahren häufen sich Berichte und Studien, die über MTX-spezifische Insuffizienzfrakturen berichten. Sie treten gehäuft an typischen Lokalisationen und mit einem bestimmten morphologischen Muster auf. Man nimmt hier eine hemmende Funktion des MTX auf den Osteoblasten an. Die Insuffizienzfrakturen zeigen sich bandförmig oder wellenförmig mit knotenförmigen Auftreibungen entlang der Epiphysenfuge mit einem Begleit-KMÖ. Häufige Lokalisationen sind das Knie, der distale Femur und der Tibiakopf sowie die distale Tibia und der Calcaneus. Die Therapie erfolgt mit einer osteoanabolen Therapie oder sogar einer kombinierten osteoanabolen/ antiresorptiven Therapie (Teriparatid und Denosumab). Bei einer chronischen Insuffizienzfraktur mit Einbruch des medialen Tibiaplateaus bleibt oft nur noch eine achsgeführte Knieprothese als Therapieoption.

   Atypische Femurfrakturen treten meist unter langjähriger Osteoporosetherapie mit Antiresorptiva auf [9]. Es treten meist inkomplette Insuffizienzfrakturen der lateralen Femurkortikalis oder horizontale komplette Frakturen im subtrochantären Bereich oder am Femurschaft auf, in der Regel ohne relevantes Trauma. Man nimmt hier eine herabgesetzte Reparaturfähigkeit des Knochens aufgrund des unterdrückten Knochenumbaus an, wobei entstandene Mikrofrakturen nicht abheilen und zu einer kortikalen Fraktur führen. Bei der frühen inkompletten Fraktur zeigt sich eine Insuffizienzfraktur der lateralen Kortikalis mit einem ausgeprägten KMÖ der Femurschaftmarkregion, und im CT die kortikale Fissur mit eine Kallusnase.

Die Therapie besteht aus einem sofortigen Absetzten der antiresorptiven Therapie. Mit einer osteoanabolen Teriparatid-Therapie sind einzelne Fälle mit einer Ausheilung der Insuffizienzfraktur beschrieben. Bei nicht abheilenden inkompletten Frakturen ist eine prophylaktische Marknagelung zu diskutieren, da eine Marknagelung von kompletten Frakturen mit einem höheren Komplikationsrisiko behaftet ist.

Osteochondrosis dissecans (OD) und Osteoarthritis

Osteochondrosis dissecans (OD, Morbus Ahlbäck)

Bei der Osteochondrosis dissecans (OD) handelt es sich um eine Durchblutungsstörung des subchondralen Knochens im Laufe des Wachstums, oft aber erst Jahre später symptomatisch wird. Die häufigsten Lokalisationen sind die laterale und die mediale Femurkondyle (Morbus Ahlbäck) [1], die mediale Talusschulter und das Capitulum humeri [16].

Bei der Osteochondrosis dissecans (OD) handelt es sich um eine Durchblutungsstörung des subchondralen Knochens im Laufe des Wachstums, die oft aber erst Jahre später symptomatisch wird. Die häufigsten Lokalisationen sind die laterale und die mediale Femurkondyle (Morbus Ahlbäck) [1], die mediale Talusschulter und das Capitulum humeri [16]. Es wird angenommen, dass wiederholte Mikrotraumen und Scherbelastungen eine Durchblutungsstörung im subchondralen Knochen verursachen. In einem Grossteil der Fälle sind die Minderperfusionen unter der kritischen Schwelle, und durch Knochenremodelling und Revaskularisierung kommt es zur kompletten Ausheilung. Durch anhaltende sportliche Belastung kann es zu einer anhaltenden Minderperfusion mit einer lokalen Knochenstoffwechselstörung kommen und in der Folge zu einer lokalisierten Knochennekrose mit einem freien Dissektat im Endstadium (Abb. 9.1 und 9.2). Belastungsabhängige Schmerzen, Gelenkergüsse und manchmal Blockaden bei freien Dissektaten führen zur Diagnostik, wobei mit der MRT der knöcherne und knorpeligen Schaden am besten erfasst werden kann. In der MRT zeigt sich aufgrund der Knochenumbauprozesse um die Läsion herum häufig ein reaktives KMÖ.

Die **Therapie** richtet sich nach dem Stadium der OD, dem Patientenalter und der Lokalisation der OD. In allen Stadien ist mit dem Nachweis eines KMÖ eine initiale Therapie mit intravenösem Ibandronat empfehlenswert. Im Stadium 1 und 2 liegen stabile Läsionen und im Stadium 3 und 4 instabile Läsionen vor. Im Stadium 1 und 2 erfolgt die konservative Therapie mit Teilbelastung der Extremität und Vermeidung

R. Bartl, *Das Knochenmarködem-Syndrom*, essentials, https://doi.org/10.1007/978-3-662-69014-7_9

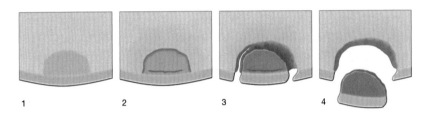

1   2   3   4

Abb. 9.1 Stadienhafte Einteilung der Osteochondrosis dissecans (OD). 1 = KMÖ allein 2 = KMÖ mit subchondraler Fissur und beginnender Demarkation 3 = Teillösung Dissektat, nicht disloziert 4 = Dissektat disloziert

Abb. 9.2 OD der medialen Femurkondyle im späten Stadium 2

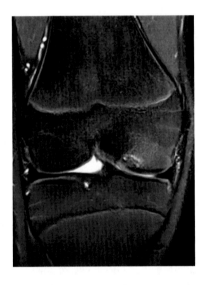

von Sportarten mit hohen Belastungen – insgesamt mit einer günstigen Prognose. Im späten Stadium 2 kommt die retrograde Anbohrung zur Stimulation der Knochenheilung und Revaskularisierung zum Einsatz. Als biophysikalisches Verfahren kann hier auch eine fokussierte Stoßwellentherapie zur Stimulation der Knochenheilung angewendet werden. Im Stadium 3 und 4 kommen operative Refixierungen mit Spongiosaplastik zum Einsatz [5].

Osteoarthritis

Die Osteoarthritis (OA) ist charakterisiert durch progrediente Knorpelschäden in den Frühstadien. In den fortgeschrittenen Stadien mit zunehmender Beteiligung des subchondralen Knochens treten Osteophyten, subchondralen Sklerosierungen, Synovialitis und gelenknahe Zysten auf (Abb. 9.3). Der subchondrale Knochen spielt eine entscheidende Rolle in der nutritiellen Versorgung des darüberliegenden Knorpels und damit auch für die Initiierung und die Progression der Osteoarthritis [28]. Der subchondrale Knochen und der Knorpel sind beide dynamische Strukturen, die sich in der Druckabsorption an den lasttragenden Gelenken ergänzen. Der subchondrale Knochen unterstützt den darüberliegenden Knorpel in der Absorption und Verteilung der auftretenden Belastungen über die ganze Gelenkfläche hinweg. Mit einer zunehmenden Knorpelausdünnung reduziert sich die Fähigkeit des Knorpels zur Druckabsorption, wobei der Druck nun zunehmend auf den subchondralen Knochen weitergeleitet wird. In der Folge zeigen sich hierdurch Veränderungen des subchondralen Knochens, wie eine Trabekelrarefizierung, eine Trabekel-Sklerosierung sowie KMÖ-artige Läsionen und Knochenzysten. Mit zunehmender subchondraler Trabekelsklerosierung reduziert sich auch die Fähigkeit des subchondralen Knochens, den Druck zu absorbieren und es kommt zur Progression der Osteoarthritis mit einem weiter fortschreitenden Knorpelverlust. In diesem Stadium zeigt sich die aktivierte Arthrose mit zunehmenden Schmerzen und einem häufig korrelierenden Überlastungsödem des subchondralen Knochens. Die KMÖ-artigen Veränderungen zeigen sich auch in direkter Nachbarschaft von fokalen Knorpelschäden.

Als progressive degenerative Gelenkerkrankung wird die Osteoarthritis von vielen verschiedenen Risikofaktoren beeinflusst. In Studien wurden folgende identifiziert:

- Genetische Prädisposition
- weibliches Geschlecht im höheren Alter
- Alter
- Übergewicht (vor allem für das Kniegelenk)
- Achs- und Gelenkfehlstellungen
- Gelenkverletzungen (traumatische Knorpelschäden, intraartikuläre Frakturen, Meniskusschäden, Bandverletzungen).

Therapieoptionen der Knorpelschäden und der Osteoarthritis umfassen:

- Hyaluroninjektionen
- Knorpeltransplantation

Abb. 9.3 Osteoarthritis der
Hüfte mit Osteophyten,
subchondraler
Sklerosierung und
Geröllzysten im
fortgeschrittenen Stadium

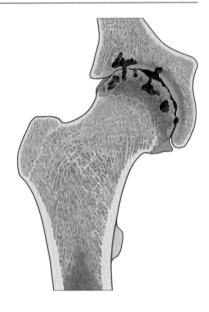

- Mikrofrakturierung
- Achskorrigierende Operationen,
- Teil/Totalgelenkersatz [28].

In der Behandlung der arthrosebegleitenden KMÖ wurde der Einsatz der BP untersucht. Einige Autoren konnten in Studien an den Gelenken mit aktivierter Arthrose eine Reduktion der Schmerzen und der KMÖ-Grösse durch intravenöse BP verzeichnen, jedoch keine Reduktion des Knorpelverlustes. Die Präsenz von KMÖ-artigen Läsionen konnte als ein Risikofaktor für einen progredienten strukturellen Verschleiß des Knorpels und des subchondralen Knochens identifiziert werden, wobei die Signalintensität des KMÖ mit dem Grad des Knorpelverschleißes korreliert. Andere Studien konnten keinen positiven Effekt unter BP-Therapie nachweisen, sodass derzeit ein Einsatz der BP und anderer Osteoporosemedikamente zur Therapie der Arthrose nicht generell empfohlen wird. An der Wirbelsäule wird bei Spondylarthrosen und diskogen-bedingten Instabilitäten ein typisches reaktives KMÖ in der benachbarten Grund- und Deckplatte beobachtet.

Complex regional pain syndrome (CRPS, Morbus Sudeck)

Das Complex Regional Pain Syndrom (CRPS) stellt eine mit einem KMÖ verknüpfte, schwere Komplikation von Traumata oder Immobilisation einer Extremität (Prellungen, Distorsionen, Frakturen, Operationen) dar, die sich Wochen später zu einer für den Patienten zermürbenden chronischen Schmerzkrankheit entwickeln kann. Die Ausführungen in diesem Buch richten sich nach der S1-Leitlinie der Deutschen Gesellschaft für Neurologie (2018) und den **„Budapester Kriterien"** (2003) mit Einteilung der Symptome in 4 Kategorien: sensorisch, vasomotorisch, sudomotorisch und motorisch/trophisch. Mit den aktuellen, international anerkannten Definitionen und diagnostischen Kriterien kann die Diagnose frühzeitig und einheitlich gestellt werden [12, 15, 33, 34].

Drei **CRPS Subtypen** werden heute aus ätiologischen und pragmatischen Überlegungen unterschieden:

CRPS 1: Fehlender Nachweis einer Nervenverletzung (früher RSD „reflex sympathetic dystrophy", weitgehend mit der alten Bezeichnung „Morbus Sudeck" identisch).

CRPS 2: Nachweis einer Nervenverletzung (früher „causalgia").

CRPS NOS: Dieser dritte Typ wird definiert als CRPS, das nicht alle Budapester Kriterien erfüllt, aber differentialdiagnostisch nicht anders erklärt werden kann („not otherwise specified").

Das CRPS Typ 1 tritt nach Verletzungen von Extremitäten („bone bruise", Prellungen, „Haarrissen", Frakturen) bei 2–5 % der Patienten, am häufigsten bei distaler Radiusfraktur auf. Mehr als 60 % der CRPS Fälle finden sich in der oberen Extremität, mit den restlichen 40 % in der unteren Extremität. Mit einem

R. Bartl, *Das Knochenmarködem-Syndrom*, essentials, https://doi.org/10.1007/978-3-662-69014-7_10

CRPS Typ 2 nach peripheren Nervenverletzungen ist bei ungefähr 2–5 % der CRPS-Patienten zu rechnen. Ein spontan auftretendes CRPS ist sehr selten, aber auch ein „Bagatelltrauma" kann dieses Syndrom auslösen, oft an benachbarter Stelle (z. B. Quetschung des Außenknöchels und Auftreten eines schmerzhaften CRPS im Mittelfuß Wochen später).

> CRPS 1 ist mit etwa 5 % eine häufige Komplikation nach Verletzungen oder Operationen von Extremitäten. Die Inzidenz wird mit 5–26/100.000 Patientenjahre in der Literatur angegeben. Frauen sind 4mal häufiger betroffen als Männer.

Das Vollbild eines CRPS umfasst **4 Kategorien von Symptomen:**

- Sensorisch
- Vasomotorisch
- Sudomotorisch, und
- Motorisch/Trophisch

Der Beginn eines CRPS wird von sensorischen Störungen geprägt: brennender Ruheschmerz, Hyperästhesie (Überempfindlichkeit) und Allodynie (Schmerzempfindung, die durch Reize ausgelöst wird, die normalerweise keinen Schmerz verursachen). Ist dieser Schmerztyp nach Abnahme des Gipsverbandes oder Wochen später nachzuweisen, ist meines Erachtens eine MRT zum Nachweis eines Knochenmarködems (KMÖ) angezeigt. Auf das schmerzhafte KMÖ, das in diesem Stadium noch problemlos mit Infusionen eines modernen Bisphosphonates therapierbar ist, kann in den folgenden Wochen eine entzündliche Reaktion der gesamten traumatisierten Extremität folgen. Die Symptome umfassen Schwellungen, Veränderungen der Hautfarbe und der Temperatur der betroffenen Extremität. Im weiteren chronischen Verlauf fällt eine vermehrte Schweißbildung und/oder Veränderungen des Fingernagel- und Haarwachstums.

Die **Diagnose** eines CRPS beruht auf einer gründlichen Anamnese, körperlichen Untersuchung, einigen diagnostischen Maßnahmen wie z. B. die MRT und einer klinischen Einordnung der Befunde durch ein multidisziplinäres Panel von erfahrenen Ärzten. Die frühe Diagnosestellung ist entscheidend für die Prognose, den weiteren Verlauf und die Wahl der therapeutischen Maßnahmen. 2003 wurde von Fachleuten in Budapest ein Katalog von Symptomen zur einheitliche Diagnosestellung entwickelt und vorgestellt. Bei negativen Punkten, aber sonst eindeutiger Diagnose sollte die Diagnose eines CRPS nicht ausgeschlossen werden. Diese Situation wird dann als CRPS Typ NOS bezeichnet. Ein MRT mit Nachweis eines diffusen KMÖ ist in dieser Situation ein wichtiger differentialdiagnostischer Befund.

> Der Goldstandard für die Diagnosestellung eines CRPS sind die Symptome in der Anamnese und bei der aktuellen Untersuchung („**Budapester Kriterien**"). Der Nachweis eines KMÖ in der MRT stellt ein objektives Frühsymptom des CRPS dar. Laborwerte tragen zur Diagnose keine Informationen bei.

> Beim CRPS wirken periphere, ossäre, zentralnervöse, physiologische und psychologische Mechanismen komplex und multifaktoriell zusammen! (Abb. 10.1). Ein erfolgreicher therapeutischer Ansatz muß daher auch multidisziplinär erfolgen.

Verlauf und Prognose

Verlauf und Intensität der Krankheit CRPS sind individuell sehr unterschiedlich und nicht vorhersagbar. Die ersten Symptome treten 4–6 Wochen nach einem auslösenden Ereignis auf. In über 90 % der Fälle handelt es sich um eine Verletzung des Knochens, von einem Bagatelltrauma oder Prellung über Mikrofrakturen im Bereich der Spongiosa bis hin zu nachweisbaren Frakturen. Auslöser eines CRPS sind auch Operationen oder Arthroskopien mit Verletzungen des Knorpels und der Knochenstruktur. Betroffen sich vor allem die oberen Extremitäten. Die Schwere der Symptome ist sehr unterschiedlich. Milde Fälle können nach Wochen wieder ausheilen, in anderen Fällen nimmt die Erkrankung an Intensität zu und schränkt die Lebensqualität des Patienten massiv ein.

CRPS wird immer noch klassisch in **3 klinische Stadien** eingeteilt:

- **Akutes Stadium:** dieses frühe Stadium ist geprägt Allodynie, Hyperalgesie, brennenden Schmerzen ohne Begrenzung auf ein Dermatom und erhöhte Hauttemperatur. Bereits in diesem Stadium Nachweis eines KMÖ in der **MRT** (Abb. 10.2a und b).

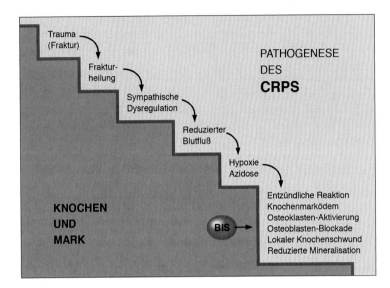

Abb. 10.1 Entstehungskaskade des CRPS und Behandlung mit einem modernen intravenösen BP

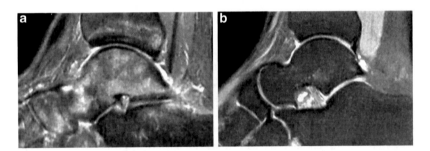

Abb. 10.2 a und b (a) Massives KMÖ im Talus, Tibia und der Fusswurzel bei einem 17-jährigen Patienten nach Prellung des Sprunggelenks beim Fußballspielen. Persistierende Schmerzen und Immobilität über 6 Monate. (b) nach der 4. Infusion mit Ibandronat 6 mg vollständiger Schwund des KMÖ in allen Knochen und wiederhergestellte schmerzfreie Funktion bei Vollbelastung

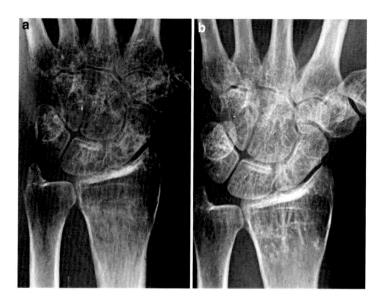

Abb. 10.3 Links (a) CRPS Typ 1 mit massiver Dekalzifizierung des Handgelenkes nach distaler Radiusfraktur, Stadium 3. rechts (b) Kontroll-Röntgenbild nach intravenöser BP-Therapie mit deutlicher Rekalzifizierung und Normalisierung des Handskelettes

- **Dystrophisches Stadium:** das mittlere Stadium (3–6 Monate nach Beginn) zeigt dystrophische Störungen mit zunehmenden Schmerzen und sensorischer Dysfunktion sowie motorische und trophische Veränderungen
- **Atrophisches Stadium:** das späte Stadium wird geprägt von nachlassendem Schmerz, niedrigeren Temperaturen, aber vermehrt atrophische Störungen der Haut und Rarefizierung des Knochens (Abb. 10.3), erhöhtem Frakturrisiko in der befallenen Extremität und Zunahme motorischer und trophischer Veränderungen.

Das rasche diagnostische und therapeutische Vorgehen im akuten Stadium entscheidet über den Verlauf und den Heilungserfolg der Erkrankung. So beträgt heute die „Heilungsrate" des CRPS 75 % im ersten Jahr nach Beginn und nur noch 30 % nach einem Verlauf von 6 Jahren!

Therapiestrategie und Optionen

Wie bei der Diagnostik steht der behandelnde Arzt auch bei der Therapie des CRPS vor großen Herausforderungen. Ein frisch diagnostiziertes CRPS stellt einen **schmerzmedizinischen Notfall** dar, mit einem typischen Auftreten von 4–6 Wochen nach dem auslösenden Trauma. Viele empfohlene Maßnahmen stützen sich nur auf widersprüchliche und limitierte Studiendaten, sodaß man immer noch auf Erfahrungswerte von Experten angewiesen ist. Umso wichtiger ist die **interdisziplinäre Zusammenarbeit** erfahrener Orthopäden, Unfallchirurgen, Handchirurgen, Neurologen, Hausärzte, Psychologen sowie Schmerz- und Physiotherapeuten, um rasch eine effektive Therapiestrategie für den individuellen Patienten anbieten zu können. Ein **hohes Therapietempo** ist geboten, da die größten Therapiefortschritte zu Beginn der Erkrankung in den ersten 3–6 Monaten zu erwarten sind. Die chronische, „kalte" Phase mit zentraler und kortikaler Manifestation ist dagegen eine therapieresistente, prognostisch ungünstige Situation. Die Frage einer **stationären oder ambulanten Behandlung** ist ebenfalls zu Beginn der Erkrankung mit dem Patienten, den Eltern bei Kindern und im Expertenkreis zu klären. **Ziel der therapeutischen Bemühungen** sind:

- Rasche Kontrolle und Verbesserung der Schmerzsituation
- Entzug der Wärme aus dem entzündeten Areal
- Rückbildung der Schwellung und trophischer Störungen
- Verbesserung von Beweglichkeit und Funktion
- Und letztendlich eine vollständige Ausheilung der Erkrankung (derzeit durchschnittlich in 50 %, zu Beginn der Erkrankung in 75 % der Patienten erreichbar)

Das folgende Therapiekonzept stützt sich vor allem auf die S. 1-Leitlinie der Deutschen Gesellschaft für Neurologie von 2018 und den Leitlinien zur medikamentösen Behandlung neuropathischer Schmerzen.

Der **Therapiepfad** stellt eine Orientierung für die erste Stufe von etwa 3 Monaten dar:

- Unklare Schmerzen 2–6 Wochen nach einem Trauma im Bereich der Extremitäten
- Differentialdiagnostische Abklärung anderer Erkrankung mit ähnlicher Symptomatik
- Diagnosestellung eines CRP nach den Budapester Kriterien
- Aufstellung eines multidisziplinäres Therapiekonzeptes
- Klärung einer stationären oder ambulanten Therapiestrategie in Abstimmung mit dem Patienten

- Konservative Therapie mit verhaltens-, ergo/physio- und psychotherapeutischen Elementen
- Lokale Therapie der befallenen Extremität
- Medikamentöse Therapie
- Invasive Maßnahmen

> Zuerst konservative Therapie, dann Medikamente und möglichst keine invasiven Eingriffe!

Bisphosphonate bei CRPS

Diese antiresorptiven Substanzen werden vor allem bei Osteoporose und Knochenmetastasen zur Hemmung der Osteoklasten eingesetzt. Diese spielen auch eine entscheidende Rolle bei der Entstehung des schmerzhaften KMÖ und der Entwicklung eines CRPS (Sie auch Abb. 3.1). Die Bedeutung der Osteoklastenhemmung insbesondere bei CRPS wird im folgenden Absatz detailliert besprochen. Ist ein schmerzhaftes KMÖ nachgewiesen, so kann dies heute in 80 % der Fälle mit **Bisphosphonaten (BP)** erfolgreich behandelt und damit der potenzielle Übergang in eine CRPS unterbunden werden. Wir verwenden folgendes **Protokoll:**

> Ibandronat 6 mg i. v. 3mal in Abständen von 3–4 Wochen.

Wir bevorzugen **Ibandronat,** da dieses BP vor allem im sauren Bereich der Entzündungsreaktion selektiv wirksam wird (Protonierung des Ibandronat bei einem pH-Wert von 3,7, Zoledronat dagegen bereits bei einem neutralen pH-Wert von 7,0). Alternativ zu den BP kommt auch der antiresorptiv wirkende Antikörper **Denosumab** in der Behandlung des KMÖ zum Einsatz. Mit dem konsequenten Einsatz der intravenösen BP erreichen wir folgende positive **Wirkungen** bei einem CRPS:

- Rasche Ausheilung eines KMÖ in einer traumatisierten Extremität und damit präventive Vermeidung eines potenziell möglichen CRPS
- Reduktion des entzündlichen Schmerzgeschehens und des KMÖ in der frühen Phase eines diagnostizierten CRPS

- Vermeidung der lokalen Knochenatrophie in der späten Phase des CRPS durch Hemmung der aktivierten Osteoklasten
- Vermeidung einer generalisierten Osteoporose bei begleitender Immobilität und möglicher Prednisolongabe.

Unter Berücksichtigung der vielfältigen positiven Wirkungen und der äußerst geringen Nebenwirkungen der BP bekommen diese Substanzen eine zunehmend wichtige Stellung bei Patienten mit CRPS.

Da Patienten mit KMÖ häufig auch ein Defizit an **Vitamin D** aufweisen, erfolgt eine generelle Substitution mit Vitamin D 2000–3000 IE Vitamin D tgl. **Vitamin C** „kann man, muß man aber nicht geben".

Wird bei einem Patienten ein CRPS vermutet, ist eine MRT definitiv indiziert, mit Gabe eines intravenösen BP bei Nachweis eines KMÖ! Damit kann ein CRPS im frühen Stadium geheilt werden. Diese Empfehlung gilt auch für Kinder und Jugendliche sowie für geriatrische Patienten.

Osteomyelitis und Osteonekrose

Osteomyelitis

Osteomyelitis und Infekt-assoziierte KMÖ wie bei der chronischen nichtbakteriellen Osteomyelitis (CNO) stellen eine reaktive Form des KMÖS dar. Man nimmt multifaktorielle Auslöser an, die mit einer Dysregulierung des Immunsystems einhergehen. Es treten rekurrierende Schmerzen und lokale Schwellungen mono- und oligofokal auf, die mit einer eingeschränkten Funktion einhergehen. Es liegen klinisch variable Verläufe mit milden bis zu schwerwiegenden Symptomen vor. Nur ein Teil der Patienten zeigt fieberhafte Verläufe und nicht alle Patienten zeigen laborchemisch eine Erhöhung der Entzündungsparameter. Wichtig ist der differentialdiagnostische Ausschluss einer bakteriellen Osteomyelitis [6, 12].

Im MRT zeigt sich in den Frühstadien oft eine KMÖS in den betroffenen Knochen, wobei meist die langen Röhrenknochen an den Metaphysen, das Becken und die Wirbelsäule betroffen sind. In den späteren Stadien können sklerotische, osteolytische und hyperostotische Läsionen auftreten. Die chronisch rezidivierende multifokale Osteomyelitis (CRMO) stellt eine schwere Verlaufsform dar, und betrifft Mädchen im Alter von 6–13 Jahren häufiger als Jungen. Als Therapie erfolgt eine Stufentherapie mit NSAR, Kortikoiden und ggf.

TNF-alpha-Blockern. Bei schmerzhaften KMÖS zeigten BP-Therapien eine Verbesserung der Funktion und eine rasche Schmerzlinderung. Bei einer vorliegenden Spondylodiszitis (bakteriell, abakteriell) mit Befall des Bandscheibenfaches zeigt sich ebenfalls ein KMÖS in den benachbarten Wirbelkörpern und teilweise Ödeme im umliegenden Weichteilgewebe.

Osteonekrose

Die nicht-traumatische Osteonekrose wird am häufigsten am Femurkopf und Kniegelenk beschrieben (Abb. 11.1) [32]. Am häufigsten sind junge und Erwachsene mittleren Alters bis 50 Jahre betroffen. Die Nekrose entsteht meist als Folge einer

R. Bartl, *Das Knochenmarködem-Syndrom*, essentials, https://doi.org/10.1007/978-3-662-69014-7_11

Abb. 11.1 Osteonekrose des Femurkopfes mit typischen Strukturveränderungen im fortgeschrittenen Stadium

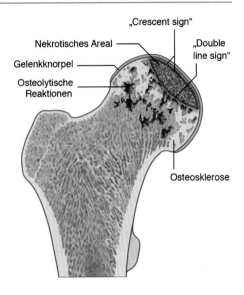

Unterbrechung der Blutversorgung [22]. Meist ist der gelenknahe obere Anteil in der Hauptbelastungszone betroffen. Mit Fortschreiten der Erkrankung reduziert sich die mechanische Belastbarkeit des nekrotischen Knochens, die dann zum Kollaps des Femurkopfes mit einer sekundären Osteoarthrose führen kann. Posttraumatisch entsteht die Osteonekrose durch eine Disruption der Gefäßversorgung nach einer dislozierten Schenkelhalsfraktur. Zu den nicht-traumatischen Risikofaktoren zählen Kortikoide, Alkoholabusus, Nikotinabusus, Hämoglobinopathien, Koagulopathien, genetische Faktoren, Organtransplantationen mit Begleitmedikationen, antiretrovirale Medikation, Hyperlipidämien, Behandlungsfolgen von Chemotherapeutika, myeloproliferative Erkrankungen, Caisson-Erkrankung und Bestrahlungen. Auch an weiteren anatomischen Lokalisationen wie den Femurkondylen, dem Talus und dem Humeruskopf sind Osteonekrosen beschrieben.

In der **ARCO-Klassifikation** wird das KMÖs des Femurkopfes als reversibles Stadium 1 geführt [26]. Im Verlauf entsteht eine subchondrale Knochennekrose mit zunehmender Instabilität und Einbruch der nekrotischen Knochenzone mit Entrundung des Femurkopfes und einer sekundären Osteoarthrose. Die meisten KMÖS sind trotz des erhöhten intraossären Druckes und des temporär reduzierten Blutflusses reversibel und gehen nicht in eine Osteonekrose über. Stadienhaft entsteht die Osteonekrose mit dem Endstadium der sekundären Arthrose. Beim KMÖS kommt es nicht zur Ausbildung einer nekrotischen Knochenzone und eines reaktiven Randwalles. Im MRT zeigt sich das KMÖ mit niedriger Signalintensität in der T1-Wichtung und mit erhöhter Signalintensität in der T2-Wichtung. Eine Demarkation der nekrotischen Knochenzone mit dem sog. Doppellinienzeichen („double line sign") zeigt sich nur bei der Osteonekrose.

Bei der **medikamentösen Therapie** der Osteonekrose kommen vor allem BP und Iloprost zum Einsatz. Beide erreichten in Studien eine Reduktion der Schmerzen, eine Reduktion des KMÖ sowie eine Stabilisierung der Nekrosezone. Die besten Ergebnisse wurden in den frühen Stadien 1 und 2 erreicht. In den Spätstadien 3 und 4 konnten keine signifikanten Verbesserungen des Schmerzes, der Funktion und auch der MRT-Bildgebung erreicht werden. In den späteren Stadien können die BPs und Prostazykline die Progression der Osteonekrose verlangsamen und den Kollaps des Femurkopfes hinauszögern, aber nicht verhindern. Beide medikamentösen Therapien stellen einen Off-Label-Use dar.

Operative Therapieoptionen sind die Femurkopfanbohrung („core decompression") zur Druckreduktion, auch in Kombination mit Einbringung von konzentrierten Knochenmarkzellen zur Verbesserung der Knochenregeneration oder in Kombination mit den oben beschriebenen Bisphosphonaten oder Vasodilatanzien. Da auch die Anbohrung nur teilweise gute Langzeitresultate aufweist, steht am Ende bei entstandenem Gelenkeinbruch mit sekundärer Arthrose meist die endoprothetische Versorgung. Als weitere Therapieform ist auch die hyperbare Sauerstofftherapie beschrieben.

Die **idiopathische Osteonekrose am Kniegelenk** betrifft vorwiegend den medialen Femurkondylus [26]. Es sind vorwiegend ältere Frauen und Männer betroffen. Die Ätiologie ist unklar, da die häufig bei der Femurkopfnekrose vorliegenden Risikofaktoren hier nicht zutreffen. Unbehandelt führt die Osteonekrose des Kniegelenkes (SPONK) zum Einbruch der Gelenkkontur und zur sekundären Gonarthrose [5]. Als medikamentöse Therapie ist die Anwendung von BP am besten untersucht. Durch die Therapie konnte in mehreren Studien eine Rückbildung des KMÖ und eine rasche Reduktion der Schmerzen erreicht werden. Auch konnte eine Konsolidierung der Nekroseregion und eine Verhinderung des Gelenkeinbruches in einer großen Zahl der Fälle nachgewiesen werden. Andere Studien wiesen jedoch keinen signifikanten Vorteil der BP-Therapie im Vergleich zur Standard-Schmerztherapie auf – hier sind im weiteren die Ergebnisse von größeren Studien abzuwarten. Bei einem vorliegenden symptomatischen Gelenkeinbruch kommt die endoprothetische Teil-/Vollprothese zum Einsatz.

Medikamenteninduzierte Osteonekrose
Zwei Formen sind hervorzuheben:

Abb. 11.2
Steroidinduzierte
Ostenekrosen im
Kniebereich nach
hochdosierter
Prednisolontherapie. Patient
nach Knochenmarktrans-
plantation

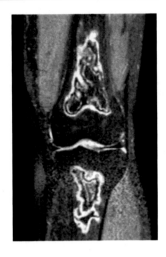

- **Steroid-assoziierte Osteonekrose:** Als wichtiger auslösender Faktor von Osteonekrosen gelten medikamentös zugeführte Glukokortikoide, wobei neben der
  kumulativen Gesamtdosis auch die maximale Einzeldosis als Auslöser gelten.
  Steroid-induzierte Osteonekrosen (Infarkte) treten häufiger multilokulär auf.
  Häufig betroffene Knochenareale sind der Femurkopf, die Femurkondylen, die
  proximale Tibia und der Humeruskopf (Abb. 11.2).
- **Antiresorptiva-assoziierte Osteonekrose des Kiefers („osteonecrosis of the
  jaw" -ONJ):** Osteonekrosen des Kiefers werden meist unter hochdosierter
  langjähriger intravenöser BP-Therapie oder Therapie mit RANKL-Inhibitoren
  (Denosumab) beobachtet – meist in der onkologischen Therapie. Besonders
  häufig wurde diese Komplikation unter hochdosierter Langzeittherapie mit Zoledronat und Pamidronat bei Patienten mit Mammakarzinom und beim multiplen
  Myelom, als auch unter Denosumabtherapie beim Prostatakarzinom beobachtet. Unter dem Einsatz von Ibandronat scheint die Inzidenz einer Kiefernekrose
  um den Faktor 10 niedriger zu liegen. Man geht hier von einem insuffizienten
  Reparaturmechanismus des Knochens aus, der durch den stark medikamentös
  unterdrückten Knochenumbau entstanden ist. Im Rahmen einer Osteoporosetherapie ist aber eine Kiefernekrose mit einer Inzidenz unter 1:100.000 eine Rarität.
  Meist liegen bereits Probleme der Zahn-/Mundhygiene und es Kiefers vor. Eine
  fachärztliche Abklärung des Zahn-/Kieferstatus vor Beginn einer antiresorptiven
  Therapie und Kontrollen bei geplanten Interventionen werden empfohlen.

Periprothetische Osteoporose und aseptische Prothesenlockerung

12

Ist eine Prothesenimplantation geplant, so ist der **präventive Einsatz** eines stickstoffhaltigen BP bei folgenden Situationen indiziert:

- Zugrunde liegende systemische oder lokale Osteoporose. Eine Gabe von BP über 12 Monate ermöglicht eine rasche präoperative Anhebung der Knochendichte.
- Zugrunde liegender Vitamin-D-Mangel. Ein Vitamin D-Mangel sollte mit einer Basistherapie von täglich mindestens 2000 IE Vitamin D substituiert werden.
- Zugrunde liegender Morbus Paget. Mit einer BP-Therapie kann der massiv gesteigerte Knochenumbau normalisiert werden.
- Zugrunde liegende entzündliche Gelenkerkrankungen mit Knochenmarködem. Durch Hemmung der Osteoklasten und Suppression von Entzündungsmediatoren kann die entzündlich bedingte lokale Knochenresorption mit osteolytischen Läsionen reduziert werden.

Nach einer Prothesenimplantation kommt es häufig durch die veränderte Krafteinleitung auf den Knochen und die Immobilisationsosteoporose zu einem **lokalen KMÖ mit periprothetischen Knochenschwund.**

Die **Diagnose** einer Implantatlockerung wird klinisch und radiologisch gestellt. Die zur Endoprothese benachbarten Knochenzonen können heute mittels der DXA-Methode gemessen werden (Zonen im Femurbereich nach Gruen und im Acetabulumbereich nach Gruen oder nach DeLee und Charnley). Beweisend für eine Implantatlockerung ist der radiologische Nachweis einer periprothetischen lytischen Knochenresorption sowie von Lockerungssäumen („radiolucent lines"). Ausgeprägte Implantatlockerungen verursachen v. a. Belastungs- und

Bewegungsschmerzen mit Nachweis eines zusätzlichen KMÖ im MRT. Folgende **Behandlungsprotokolle mit BP** werden heute präventiv und therapeutisch angewendet:

- Zoledronat 5 mg i. v. jährlich,
- Ibandronat 3 mg i. v. vierteljährlich.

Bei Auftreten von Frakturen oder periprothetischen Frakturen müssen BP nicht abgesetzt werden, da sie die Knochenbruchheilung klinisch nicht relevant beeinträchtigen. Alternativ kann vor allem bei Patienten mit Niereninsuffizienz **Denosumab** eingesetzt werden:

- Denosumab 60 mg s.c. halbjährlich

13

Die vorliegende **Medikamentenliste** kann nicht vollständig sein. Für Detailfragen und bezüglich der Vollständigkeit der Medikamentenliste wird auf die „Rote Liste" verwiesen.

siehe Fachinformation und Kapitel in diesem Buch.

Denosumab

Warenzeichen (Hersteller)	**Prolia® 60 mg Injektionslösung in einer Fertigspritze (Amgen), XGEVA® 120 mg Injektionslösung (Amgen)**
Stoffgruppe	RANKL-Antikörper
Anwendungsgebiete: Prolia®	Behandlung der Osteoporose bei postmenopausalen Frauen mit erhöhtem Frakturrisiko, Behandlung von Knochenschwund im Zusammenhang mit Hormonablation bei Männern mit Prostatakarzinom und erhöhtem Frakturrisiko.
Dosierung	60 mg Fertigspritze s.c. 1 mal alle 6 Monate
Hinweis	Patienten müssen angemessen mit Kalzium und Vitamin D versorgt werden. Siehe Rote Hand Brief. Reversible Therapie
XGEVA®	Prävention von skelettbezogenen Komplikationen bei Erwachsenen mit Knochenmetastasen aufgrund solider Tumoren
Dosierung	120 mg Fertigspritze s.c. alle 4 Wochen

R. Bartl, *Das Knochenmarködem-Syndrom*, essentials, https://doi.org/10.1007/978-3-662-69014-7_13

Hinweis	Bei allen Patienten Ergänzung mit Kalzium und Vitamin D außer bei bestehender Hyperkalzämie. Engmaschige Kalziumkontrollen im Serum wichtig! Siehe Rote Hand Brief.

Ibandronat

Warenzeichen (Hersteller)	**Bondronat® 6 mg/6 ml Konzentrat zur Herstellung einer Infusionslösung, Bondronat® 50 mg Filmtabletten (Roche), Generika**
Stoffgruppe	Tertiäres Aminobisphosphonat
Anwendungsgebiete	Tumorinduzierte Hyperkalzämie, Prävention skelettbezogener Ereignisse bei Patienten mit Brustkrebs und Knochenmetastasen
Dosierung	Gesamtdosis eines Behandlungsganges zwischen 2–6 mg. Langsame i. v. Infusion in 500 ml 0,9 % Kochsalzlösung oder 500 ml 5 % Glukoselösung über 1 Stunde (siehe Fachinformation). Studien belegen, dass 6 mg Bondronat® auch über eine verkürzte Infusionszeit von 15 min gegeben werden kann, ohne Nachweis einer Nierenschädigung. Bondronat® kann bis zu einer Dosis von 3 mg auch langsam injiziert werden. Bei Hyperkalzämie Rehydration mit 0,9 % Kochsalzlösung vor oder während der Behandlung empfohlen Die Filmtablette wird täglich eine halbe Stunde vor dem Frühstück eingenommen und ist bei onkologischen Indikationen vergleichbar wirksam wie das i. v.-Präparat.
Kommentar	Ibandronat kann bis zu einem Serumkreatinin <5 mg/dl gegeben und bis zu 3 mg auch langsam i. v. injiziert werden. Bezüglich Nebenwirkungen siehe Fachinformation und Kapitel in diesem Buch
Warenzeichen (Hersteller)	**Bonviva® 150 mg Tablette, Bonviva® 3 mg Infusionslösung (Roche/GlaxoSmithKline), Generika**
Anwendungsgebiet	Prävention und Therapie der postmenopausalen Osteoporose
Dosierung	Monatstablette/Injektion alle 3 Monate.

Iloprost

Warenzeichen (Hersteller)	**Ilomedin® 20 μg/1 ml**
Stoffgruppe	Prostazyklin-Analogon
Anwendungsgebiete	Durchblutungsstörungen, Thrombangiitis obliterans, Rheologikum
Dosierung	Infusionen über jeweils 5–6 h an 5 aufeinanderfolgenden Tagen: 1. Tag 20 μg, 2. Tag 30 μg, 3.–5. Tag 40 μg
Kommentar	Beachte die zahlreichen Nebenwirkungen und Gegenanzeigen! Siehe „Fachinformation"
Anwendungsgebiet	Knochenmarködem-Syndrom („off-label")

Zoledronat

Warenzeichen (Hersteller)	**Zometa® 4 mg/5 ml Konzentrat zur Herstellung einer Infusionslösung (Novartis Pharma), Generika, Aclasta® 5 mg Infusionslösung (Novartis Pharma)**
Stoffgruppe	Zyklisches Bisphosphonat (Imidazolring)
Zusammensetzung	Pulver und Lösungsmittel, die Aufbewahrungszeit der rekonstituierten Lösung im Kühlschrank darf 24 h nicht überschreiten
Anwendungsgebiet	Behandlung der tumorinduzierten Hyperkalzämie. Prävention skelettbezogener Komplikationen (pathologische Frakturen, Wirbelkompressionen, Bestrahlung bzw. Operation am Knochen oder tumorinduzierte Hyperkalzämie) bei Patienten mit fortgeschrittenen, auf das Skelett ausgedehnten Tumorerkrankungen, Morbus Paget des Knochens, postmenopausale Osteoporose, Osteoporose des Mannes, Glukokortikoid-induzierte Osteoporose, Osteogenesis imperfecta
Gegenanzeige	Schwangerschaft und Stillzeit. Niereninsuffizienz: siehe Rote Hand Brief
Dosierung, Art und Dauer der Anwendung	4 mg Infusion in Abständen von 3–4 Wochen. Die rekonstituierte Zometa-Infusionslösung wird mit

100 ml 0,9 % Natriumchlorid- oder 5 % Glukosel-
ösung weiterverdünnt und in einer 15-minütigen
intravenösen Infusion verabreicht.

Kommentar   Bezüglich Nebenwirkungen (insbesondere Niereninsuffizienz und Kiefernekrosen) siehe Fachinformation. Zur Vermeidung einer Nierenschädi-
gung wird zum Zeitpunkt der Infusion reichliches
Trinken und eine Alkalisierung des Urins mit
Natriumbikarbonat empfohlen (Anmerkung des
Autors)

Hinweis   Bei einer GFR < 35 ml/min wird die Anwendung
von Zoledronat nicht mehr empfohlen (Rote Hand
Brief).

Was Sie aus diesem *essential* mitnehmen können

- Mit Einführung der Magnetresonanztomographie (MRT) kann erstmals die klinische Diagnose Knochenmarködem-Syndrom (KMÖS) eindeutig diagnostiziert werden.
- Die lokale Form eines KMÖS ist klinisch mit massiven Schmerzen und Bewegungseinschränkungen verbunden, bis hin zur Gelenkzerstörung und Osteonekrose.
- Pathogenetisch wird das KMÖS von hyperaktiven Osteoklasten geprägt, die zu einer Entzündungsreaktion und Knochenschwund führen.
- Ein neue bildgebend/klinische Klassifikation subchondraler Knochenläsionen wird vorgestellt.
- Mit Einführung moderner stickstoffhaltiger und intravenös verabreichter Bisphosphonate sind Patienten mit KMÖS rasch und effektiv behandelbar.
- Prognose und Verlauf eines KMÖS werden von der zugrundeliegenden Erkrankung bestimmt.
- CRPS (Morbus Sudeck) stellt eine Unterform des KMÖS dar und ist ebenfalls mit intravenösen BP effektiv behandelbar und heilbar.

Literatur

Zusammenfassung der Bücher, Reviews und aktuellen Publikationen zum Thema KMÖ

1. Ahlbäck S, Bauer G, Bohne W. Spontaneous osteonecrosis of the knee. Arthritis Rheum 1968 11:705–733
2. Aigner N, Petje G, Schneider W et al. Bone marrow edema syndrome of the femoral head: treatment with the prostacyclin analogue iloprost vs. core decompression: an MRI-controlled study. Wien Klin Wochenschr 2005 117:130–135
3. Aigner N, Petje G, Steinboeck G et al. Treatment of bone-marrow oedema of the talus with the prostacyclin analogue iloprost. J Bone Joint Surg (Br) 2001 83-B:855–858
4. Baier C, Schaumburger J, Götz J et al. Bisphosphonates or prostacyclin in the treatment of bone-marrow oedema syndrome of the knee and foot. J Rheumatol Int. 2013 33:1397–402.
5. Bartl R, Bartl C, Harald Marcel Bonél, Emmo von Tresckow. Knochenmarködem: Formen, Pathogenese, Diagnose und Therapie. Berlin: Springer 2023
6. Bartl C, Imhoff A, Bartl R. Treatment of bone marrow syndrome with intravenous ibandronate. Arch Orthop Traum Surg 2012 132:1781–1788
7. Bartl C, Salzmann G, Imhoff A, Bartl R. Treatment of painful bone marrow edema syndrome with intravenous bisphosphonates. 2009 ASBMR 1st Annual Meeting Denver
8. Bartl R, Bartl C, Imhoff A. Bisphosphonate beim Knochenmarködem-Syndrom: eine neue erfolgreiche Therapieoption. Dtsch Schmerzkongress 2008 Berlin
9. Bartl R, Bartl C. Das Osteoporose Manual, Biologie, Diagnostik, Prävention und Therapie. Heidelberg: Springer 2021
10. Bartl R, Bartl C. Knochenmarködem: Pathogenese, Diagnostik und Therapie. Bisphosphonate als erfolgversprechende Therapieoption. Orthopädie 2011 14:22–26
11. Bartl R, von Tresckow E, Bartl C. Bisphosphonat-Manual: Wirkungen – Indikationen – Strategien. Heidelberg: Springer 2005.
12. Bartl R. Morbus Sudeck (CRPS). Heidelberg: Springer 2022
13. Bartl R. Osteoporose in der Praxis. Vorsorge, Diagnostik und Therapie – evidence based. Heidelberg: Springer 2022
14. Baur-Melnyk A (ed.). Magnetic Resonance Imaging of the Bone Marrow. Heidelberg: Springer 2013.

© Der/die Herausgeber bzw. der/die Autor(en), exklusiv lizenziert an Springer-Verlag GmbH, DE, ein Teil von Springer Nature 2024
R. Bartl, *Das Knochenmarködem-Syndrom*, essentials,
https://doi.org/10.1007/978-3-662-69014-7

15. Birklein F. Leitlinien für Diagnostik und Therapie komplexer regionaler Schmerzsyndrome (CRPS). Deutsche Gesellschaft für Neurologie 2018

16. Bohndorf K. Osteochondritis (osteochondrosis) dissecans: a review and new MRI classification. Eur. Radiol 1998 8:439–450

17. Bonadio M, Giglio P, Helito C et al. Treatment of subchondral insufficiency fracture of the knee by subchondroplasty. Ann Joint 2020 5:37–42

18. Breitenseher M, Kramer J. Mayerhoefer M. Differenzialdiagnosen der Knochenmarködems am Kniegelenk. Radiologe 2006 46:46–54

19. Craiovan B, Baier C, Grifka J et al. Das Knochenmarködem (KMÖS). Orthopäde 2013 42:191–204

20. Eriksen E. Treatment of Bone Marrow Lesions (Bone Marrow Edema). Bonekey Rep 2015 4: 755

21. Gao F, Sun W, Li Z et al. Extracorporeal shock wave therapy in the treatment of primary bone marrow edema syndrome of the knee: a prospective randomised controlled study. BMC Musculoskelet Disord. 2015 16:379

22. Geith T, Niethammer T, Milz S et al. Transient Bone Marrow Edema Syndrome versus Osteonecrosis. Perfusion Patterns at Dynamic Contrast-enhanced MR Imaging with High Temporal Resolution Can Allow Differentiation. Radiology 2017 283: 478–485

23. Ghasemi R, Sadeghi S, Rahimee N et al. Technologies in the Treatment of Bone Marrow Edema Syndrome. Orthop Clin N Am 2019 50:131–138

24. Gorbachova T, Amber I, Beckmann N et al. Nomenclature of Subchondral Nonneoplastic Bone Lesions. AJR 2019 213:963–982

25. Gorbachova T, Melenevsky Y, Cohen M, Cerniglia B. Osteochondral Lesions of the Knee: Differentiating the Most Common Entities at MRI. RadioGraphics 2018 38:1478–1495

26. Hines JT, Jo WL, Cui Q, Mont MA et al. Osteonecrosis of the Femoral Head: an Updated Review of ARCO on Pathogenesis, Staging and Treatment. J Korean Med Sci 36(24):e177

27. Hoenig T, Tenforde AS, Strahl A et al. Does Magnetic Resonance Imaging Grading Correlate with Return to Sports After Bone Stress Injuries? A Systematic Review and Meta-analysis. Am J Sports Med. 2022;50(3):834–844

28. Hofmann S, Kramer J, Breitenseher M, Aigner N. Das schmerzhafte Knochenmarködem im Kniegelenk. Arthroskopie 2003 16:88–101

29. Hofmann S, Kramer J, Vakil-Adli A et al. Painful bone marrow edema of the knee: differential diagnosis and therapeutic concepts. Orthop Clin N Am 2004 35:321–333

30. Horas K, Fraissler L, Maier G et al. High prevalence of vitamin D deficiency in patients with bone marrow edema syndrome of the foot and ankle. Foot Ankle Int 2017 38:760–766

31. Korompilias A, Karantanas A, Lykissas M.et al. Bone marrow edema syndrome of the hip. Skeletal Radiol 2009 38:425–436

32. Kröner A, Berger C, Oberhauser G et al. Reaktives Knochenmarködem – Osteonekrose nach Kniegelenkarthrose. Arthroskopie 2003 16:82–87

33. Lawson E, Castellanos J (eds.) Complex Regional Pain Syndrome. A Clinical Guide. Cham: Springer 2021

34. Melf-Marzi, A, Böhringer B, Wiehle M et al. Aktuelle Diagnose- und Therapieprinzipien beim komplexen regionalen Schmerzsyndrom. Dtsch Arztebl Int 2022 119:879–886
35. Müller-Gerbl. M. The Subchondral Bone Plate. Heidelberg: Springer 1998
36. Patel S. Primary bone marrow oedema syndromes. Rheumatology 2014 53:785–792
37. Ringe J, Dorst A, Faber H. Effective and rapid treatment of painful localized transient osteoporosis (bone marrow edema) with intravenous ibandronate. Osteoporosis Int 2005 16:2063–2068
38. Rodriguez S, Paniagua O, Nugent K, Phy M. Regional transient osteoporosis of the foot and vitamin C deficiency. Clin Rheumatol 2007 26:976–978
39. Seefried L, Genest F, Baumann J et al. Efficacy of Zoledronic acid in the Treatment of Nonmalignant Painful Bone Marrow Lesions: A Triple-Blind, Randomized, Placebo-Controlled Phase III Clinical Trial (ZoMARS). JBMR 2022 37:420–427
40. Solomon L. Bone-marrow oedema syndrome. J Bone Joint Surg 1993 75B:175–176
41. Stojanovska K, Schirmer M. Klinische Aspekte der Knochenmarködeme: eine Literaturübersicht. J Miner Stoffwechs Muskuloskelet Erkrank 2022 29:42–48
42. Tarantino U, Greggi C, Cariati I et al. Bone Marrow Edema. Overview of Etiology and Treatment Strategies. J Bone Joint Surg Am 2022 104:189–200
43. Thiryary W, Thiryary S, Freemont A. Histopathological perspective on bone marrow oedema reactive bone change and haemorrhage. Eur J Radiol 1989 171:135–140
44. Wilson A, Murphy W, Hardy D, Totty W. Transient osteoporosis: transient bone marrow edema? Radiology 1988 167:757–760

Printed in the United States
by Baker & Taylor Publisher Services